# 世界を欺いたコロナワクチン

鳥集 徹（ジャーナリスト）
藤江成光（元国会議員秘書）
闇のダディ（製薬会社社員）

# まえがき

新型コロナウイルスやコロナワクチンに関する情報は「統制」されてきた。

言論の自由が保障されているはずの我が国で、そんな「陰謀論」的なことが起こっているはずがないと疑う人がいるかもしれない。しかし、それは事実だ。

とくに言論統制が厳しいのが、世界最大の動画投稿サイト「ユーチューブ」だ。

「新型コロナはインフルエンザより致死率が低い」

「ワクチンが後遺症（慢性的な副作用）を引き起こしている」

「国内の死者急増はワクチンのせいかもしれない」

このような、コロナ対策やワクチン接種の妨げになることを言えば、その動画は即「バン（削除）」されるだろう。たとえそれが、あとで事実だとわかったとしてもだ。ウソだと思うなら、ユーチューブの「ポリシー」を検索して確認してほしい。

そもそも、新型コロナやコロナワクチンについては、わからないことが多かった。とくに国内で主に使われたワクチンは、mRNA（メッセンジャー・アールエヌエー）という遺伝物質を人体に投入する新規の医薬品であるにもかかわらず、通常10年前後かかる臨床試験をわずか1年で終わらせて、世界中で実戦投入された。本当に安全で有効と言えるのか、疑問を持つのは至極当たり前のことではないか。

ところが、WHO（世界保健機関）、CDC（米国疾病予防管理センター）、厚生労働省といった保健当局が決めたことだけが「医学的に正しい」とされ、それに異を唱える者は、たとえ世界一流のウイルス学者やワクチン研究者だったとしても「反ワクチン」「デマゴーグ」などとレッテルを貼られ、封じられた。

そして、ワクチンの不都合な言説が広まらないよう徹底的に情報統制されたおかげで、世界中では数多くの人が疑問を持つことなくコロナワクチンを接種した。我が国でも国民のおよそ8割にあたる約1億人が2回以上の接種を受けた。

だが、それがいい結果をもたらしたと言えるだろうか。政府や専門家は接種率が7～8割に到達すれば集団免疫ができると説明したが、コロナが収束するどころか接種が始まってからのほうが、陽性者、死亡者は増えてしまった。ワクチン接種後に死亡したと医師等から報告された事例も2023年3月10日公表分で2000件を超え、ワクチン後遺症を訴える人も増えている。

起こり得るリスクや有効性の限界など、「コロナワクチン接種に不都合な情報も公平に伝えてくれたら、打たなかったのに」と後悔している人も多いだろう。

実は、こうした徹底的な言論統制が行われているなかでも、なんとかしてコロナワクチンの問題点やリスクについて公平に伝えようと尽力してきたユーチューバーたちがいた。本書に登場する製薬リーマン・闇のダディさんと元国会議員秘書の藤江成光《まさみつ》さんもそうだ。

二人がなぜユーチューブでの動画発信を始めたのか、それを通じてこのコロナ騒ぎやコロナワクチンの問題をどうとらえてきたのか、そして現在進行形でどんな恐ろしい事態が起こっているのか——。

ユーチューブでは話せない本音の話を、本書ではどこにも忖度《そんたく》せず、思う存分に語ってもらった。本書を読めば、政府、政治家、専門家、医学医療界、マスコミ等が犯した「罪」の大きさが、より明確に浮かび上がるだろう。

そもそも、たとえ公衆衛生が目的であったとしても、多くの人に医療介入を求めるには、起こり得るリスクについても丁寧に伝える社会的なインフォームド・コンセント（説明と同意）が不可欠なはずだ。それを担保するためにも、言論の自由は絶対に守らなければならない。

にもかかわらず、言論の自由に支えられているはずの報道機関までが、この異様な言論統制に事実上加担している。民主主義国家に生きているはずの私たちの自由は、実は風前の灯なのだ。

本書によって一人でも多くの人に、我々が持っている危機感を共有してもらえればと願っている。

2023年3月末

鳥集 徹

# 目次

## 第二章　ワクチン接種が始まって死者が激増

## 第三章 政治家と専門家たちの欺瞞

## 第四章 ユーチューブの異常な情報統制

## 第五章 コロナ騒動が炙り出したもの

カバー・帯デザイン／bookwall
本文DTP／一條麻耶子

# 第一章　なぜコロナ騒動のおかしさに気づいたのか

## 「闇のダディ」の正体は製薬会社MR

**鳥集徹（以下、鳥集）**　ダディさんと藤江さんは、新型コロナウイルス（以下、新型コロナ）騒ぎのおかしさをユーチューブで発信してこられました。僕もお二人と知り合いになる前からずっと動画を観ていましたが、お二人の発信には共感するところがたくさんありました。しかもこの3年近く発信をやめることなく、定期的に動画を上げておられました。お二人の活動のおかげで、コロナ騒ぎや新型コロナワクチン（以下、コロナワクチン）の問題点に気づいた人もたくさんいたと思います。

ただ、あとで話そうと思いますが、ユーチューブはWHO（世界保健機関）やFDA（米国食品医薬品局）、CDC（米国疾病予防管理センター）、厚生労働省といった保健当局の見解に反することや、コロナワクチンに不都合なことを発信するとバン（削除）されるので、お二人とも動画では言いたくても言えないことがたくさんあったと思います。この本ではユーチューブでは話せないことを、どこにも忖度《そんたく》せず、遠慮なく発言してほしいのです。

**闇のダディ（以下、ダディ）**　はい、忖度ゼロで話せるので、すごくうれしいです。

**藤江成光（以下、藤江）**　はい、ぜひとも！

**鳥集**　そもそも、動画を観ているファンでも、お二人のことをよく知らない人が多いでしょう。実はお二人は早稲田大学の先輩・後輩の関係でもあります。そこで、早稲田の先輩で現役の製薬リーマン（製薬会社会社員）であるダディさんのほうから、どんな仕事をしているのか、お話いただけますか。

**ダディ**　僕はワクチンに関係していたり、抗生剤をつくったりしている製薬会社に勤めています。ですから、感染症を専門としている先生はうちの会社とお付き合いのある方々が多いです。

**鳥集**　その会社で、ダディさんはどんなお仕事を担当しているんですか。

**ダディ**　簡単に言うと営業です。病院や薬局に毎日通い、医師もしくは薬剤師と会って、自社の医薬品の有効性や安全性の話をして製品を普及させるのが仕事です。

**鳥集**　いわゆるMRさんですよね。製薬会社のMRさんがどういう仕事をしている人なのか、もう少し詳しく話していただけますか。

**ダディ**　「Medical Representative」（メディカル・リプレゼンタティブ）の頭文

字をとってMRと言います。日本語で「医薬情報担当者」と呼ぶのですが、基本的には自社の医薬品の情報提供に加え情報収集も担っています。つまり、自社の医薬品で何か問題があったときに、安全性の情報を拾うという役割です。

**鳥集**　情報収集というのは、自社の製品を実際に使ってみたところ、こんな副作用が出たという話を、臨床現場のお医者さんたちから集めてくるということですね。

**ダディ**　はい、そのとおりです。それから、因果関係はわからなくても、自社製品で有害事象が出ているという論文が発表された場合には、それに関する調査を担ったりもします。自分の担当施設や、関連学会で有害事象の報告があったような場合にも、そうした調査を行うことがあります。

**鳥集**　逆に医師の側から「こういう論文が欲しいから集めてほしい」とか、「学会で報告するからスライド作りを手伝ってほしい」と要求されることもあると聞きますが、実際にはどうでしょう。

**ダディ**　以前はそういうこともあったのですが、今はルールが厳格化されて、医師が本来すべき仕事をMRが肩代わりすることはNGになりました。なので、そういった活動は減ってきています。

**鳥集**　逆に言うと、昔はやっていたということですね。

## 医師にボールペン一本も配れない

**ダディ**　やっていましたね。それこそ、学会報告用のスライドのほとんどをＭＲが作成するということまでやっていました。それから、先生（医師）を自分の会社に呼んで講演してもらうこともあるのですが、その講演用のスライドをＭＲが作ることもしていました。本来は禁止されているんですが、今でもやっている製薬会社はあります。ウチの会社はやっていませんが。

**鳥集**　製薬会社と医学医療界との不適切な関係が問題視されて、２０１２年４月に製薬会社の業界団体（医療用医薬品製造販売業公正取引協議会）が、ＭＲによる医師への接待に関わる自主規制のガイドラインを定めました。昔より、いくらかマシになっているのかもしれませんね。

**ダディ**　かつては、今以上に医学医療界と製薬会社の関係はズブズブでした。ほかの業界と同じくらいに節度ある関係にしようということで、ルールが厳格化されたのです。スライド作りのような仕事の肩代わりだけでなく、先生と二人で食事に行くこともダメ。年末に自社のカレンダーを配ることもダメ。昔は新薬の名前の入ったボールペンや箱ティッシュをあちこちに配ったものですが、それすらもダメになりました。

**鳥集**　そういう制限のあるなかで、ダディさんはいろんな医療機関のお医者さんのもとに通って、自社製品の情報提供や情報収集をしているわけですね。

**ダディ**　そうです。特定の地域を担当して営業活動をしています。

## 14年間、自民党の国会議員秘書を務めた

**鳥集**　ありがとうございます。製薬業界の実態については、あとで改めておうかがいします。

次は、藤江さんの自己紹介をお願いします。藤江さんにはキャッチフレーズがありまして、シンポジウム等でご一緒するときには、僕はいつも藤江さんのことを「日

本の人口削減を目指す男」と呼んでいます。

**藤江**　真逆です！「日本の人口増加を目指す男」です！　くれぐれも間違いのないように（笑）。

**鳥集**　そうでしたね（笑）。もともと、地元選出の自民党国会議員の秘書をされていたということですが、大学卒業後、どのような経緯で議員秘書になったのか、そしてどうして辞めることになったのか、話してもらえますか。

**藤江**　早稲田大学を出たあと、地元に帰る、あるいは東京で就職するという選択肢があったのですが、地元の千葉県勝浦市の人口があまりにも減っていて、「もう、ここにいても僕たち若者には未来はないな」と、当時はちょっと突き放して考えていたんです。それで、卒業後は東京でサラリーマンの道を選び、印刷関係の営業職をやっていました。

ですが、サラリーマンとして満員電車に揺られる4年間のなかで、「ここ東京で結婚して、住宅ローンを返すためにずっと定年まで働くのか」と、先が見えてきた時に「地元が衰退しているなら、一度きりの人生、自分なりに恩返しをして発展に貢献できないかな」と思い直したのです。それで、28歳の時に地元に帰ることにしました。

とはいえ仕事があるわけではないですし、どうしようかと思っていたんです。何か起業したいという思いはあったのですが、その「何か」がまったくわからない。自分の未来をどう考えるべきか、そして僕は何をやれば地元に貢献できるのか、そういったことを地元選出の国会議員に相談してみようと思い、永田町の議員会館を訪ねました。そしたら、国会議員に「うちで働いたら、地元に貢献できると思うよ」と言われ、あれよあれよというちに議員秘書をさせていただくことになりました。今思えばですが、たまたまその議員の若手秘書の一人が辞めるタイミングだったので秘書を探していたのでしょうね。こんな経緯で、まったく想定していなかった政治の世界で働くことになりました。

**鳥集**　そもそも、どうして地元の勝浦市にそこまで強い思い入れを持つようになったのですか。

**藤江**　個人的な話になってしまいますが、子どもの頃から祖母に「成光《まさみつ》は藤江家の

12代目だ」と言われていて、初代から名前を覚えさせられたりしたので、家を継がなきゃいけないという〝洗脳〟みたいなものがあったんです（笑）。

**鳥集**　藤江家って、すごい家柄なんですか。

**藤江**　何かすごいことをしているわけじゃない、農家なんです。ただ、12代目と言われると、ずっと命が受け継がれていると思うし、それをつなぐのも断ち切るのも自分次第だと思うと、ロマンを感じたんです。それなら、つなぐほうを選びたいなと。一回きりの人生ですから。

**鳥集**　地元選出の国会議員に相談に行ったということですが、そもそも政治信条的に自民党を支持していたり、シンパシーを感じたりしていたんですか。

**藤江**　それはまったくありませんでした。僕の世代には多いと思いますが、やはり政治不信みたいなものは持っていたので。

**鳥集**　では、たまたま紹介してもらった議員さんだった、あるいは地元の議員さんだからというだけで会いに行ったんですか。

**藤江**　実は、その議員は親戚筋にあたる人なんです。うちも地元に根付いた人間関係がありますから、それなりに政治的なつながりもありました。

**鳥集**　いわゆる、地縁とか血縁ですね。

**藤江**　はい。ありがたいことに、パッと相談させていただけるような関係ではあったんです。

**鳥集**　それで政治の世界に飛び込むことになって、秘書を何年されたんですか。

**藤江**　足かけ14年間です。

**鳥集**　けっこう長いですね。

**藤江**　そうです。28歳から42歳まで。

**鳥集**　そもそも政治家の秘書というのはどんな仕事をするのか、私も正直よくわかりません。具体的にどんなことをやっていたのか教えてください。

**藤江**　僕は地元担当の秘書でした。国会議員の秘書には2つのパターンがあって、東京の議員会館に勤める東京担当の秘書と、地元担当の秘書がいるんです。僕は地元担当で、メインの仕事は選挙対策でした。選挙の時に、組織がチームとしてしっかり機能できるように、地元の後援者の方、市町村長や地方議員の方とうまくお付き合いをする。仕事で話をする人の半分くらいは、地方議員の方々、周りは政治家ばかりというなかで仕事をしていました。

## 国会議員秘書の仕事とは？

**鳥集** 地方議員のところを回って何を話すのですか。

**藤江** それが、あまり政治の話や地域をどうしようという話はなくて、どこに行っても選挙の話ばかりなんです。17市町村ある地域だったので、大体いつも、どこかしこで選挙をやっていて、揉めたりするわけです。自民党対ほかの党、ならばわかりやすいのですが、自民党の中でもうまくまとまらないことがある。

**鳥集** あの人を推すべきなのに、なんでこっちを推すのか、みたいなことですか。

**藤江** そうですね。ひたすら人間関係のなかで翻弄されるという感じです。

**鳥集** ということは、人間関係を丸く収めるのが仕事なんですか。

**藤江** ある意味、そうですね。よく言われたのが、「特定の誰かと仲良くしないほうがいい」ということです。Aさんと仲良くすると、Aさんと仲が悪いBさんが離れてしまう。誰とでもうまくやるべきだ、と。なので、誤解を恐れずに言うと、広く浅く無難な人間関係をつくる仕事が望まれていたのだと思います。今思えばまったく性に合っていませんでした。

当時、本音を言わずに誰とでもうまくやることが求められたのですが、そこに僕はすごくフラストレーションをためていました。地域に貢献したくて議員秘書をやっているのに、そのような話がまったく出てこない。地元で急激に人口が減っている。この危機的状況をどうやって打開するのかということを、僕は真剣にやりたかったのにそういう議論ができないんです。

**鳥集**　藤江さんがやっていたのは、そういった地元対策だけなのでしょうか。たとえば、定期的に中央に行って、ほかの国会議員や秘書たちと交流したり、各省庁の官僚と話をしたりはしなかったのですか。

**藤江**　千葉県内のほかの国会議員やその秘書さんと会うことはよくありました。たとえば、千葉県でもいろんな業界団体の新年会や総会があって、千葉県内の国会議員が呼ばれるのですが、議員が忙しい時は秘書が代役として行くことになります。

そういう機会に、国会議員の方と話したり、秘書同士で意見交換をしたりすることはありました。

中央に行くこともありましたが、官僚の方々とじっくり話をすることは僕の場合はほとんどありませんでした。むしろ会うのは、地元の市役所や県庁の幹部など地方の公務員です。

**鳥集**　大物国会議員も地方の集まりや応援演説に来ることがありますよね。藤江さんも麻生太郎氏と一緒に写っている写真をSNSに上げていました。そういう大物国会議員とも会って話したことがありますか。

**藤江**　そうですね。政治家はパーティをたくさんやりますから。自分が仕える議員が主催するパーティだけでなく、派閥のパーティや党の県支部のパーティもあります。あるいはほかの国会議員のパーティを手伝いに行くこともあります。そこで、いろんな大物議員とお会いする機会はありました。

**鳥集**　話題の河野太郎氏とも会ったことはあるのですか?

**藤江**　僕の仕えていた議員が河野氏と同じ麻生派なんです。なので、河野氏のお顔はよくパーティでお見かけしました。それこそ、地元の勝浦市に講演に来てもらったこともありました。その時は私が運転する車で河野氏を会場まで案内しました。

## コロナワクチンを選挙に利用する政治家

**鳥集** そういう活動を14年間やって、結局、コロナ騒ぎのなかで辞めてしまったわけですよね。フラストレーションがたまって、このままじゃダメだと思ったんですか。

**藤江** まずは前向きな話をさせていただくと、やはり自分なりの考えで新しいことをやりたかったんです。このまま自分の本音を押し殺して秘書という枠組みの中で仕事をしていては、できることは非常に限られてしまう。独立した一人の人間として、自分の意志に基づいて思いっきり地域発展のための活動をしたいと思ったんです。

**鳥集** 具体的には、どんな活動をしたかったんですか。

**藤江** 一番の目標は高校をつくることです。実は、少子化によって勝浦市には高校がなくなってしまったんです。これを逆手にとって、今、地元に新しい高校、新しい教育の形をつくるチャンスだと考えました。今は学校設立会社の役員として、勝浦市内に高校を設立すべく、準備しているところです。

**鳥集**　コロナ政策に対する不満もあったのではないですか。

**藤江**　それもありました。僕が秘書を辞めたのが2021年3月だったのですが、ちょうどその月に千葉県知事選挙がありました。そのため、僕も毎日、自民党の候補者の選挙のお手伝いに行っていました。その当時、2月から医療従事者への、4月からは一般へのコロナワクチン接種が始まるところでした。実は厚労省はコロナワクチンについて、ホームページで「感染予防効果を期待するものではない」と明記していたんです。ですが、候補者の事務所に集まる県内各地の政治家（国会議員や地方議員）にはその話が一切通じない。「ワクチン接種が始まれば、もう安心。日常に戻ることができる」という話ばかりしていて、演説でもそのように発言している。そこで僕は政治家の方々に、「ワクチンで感染が収まる効果は期待できないので、それは言わないほうがいいですよ」と言うようにしていたのです。ところが、それもまったく通じない。

**鳥集**　つまり、有権者に誤解を与えてはいけないから正しいことを言ってほしいという意味で、政治家にお話をされていたわけですね。

**藤江**　そうです。選挙対策会議などでも、ワクチン接種を迅速に進めることをアピールしよう、ドライブスルーワクチン接種なんてどうだ？　と、とにかく接種推進ありきでした。「感染予防効果を期待するものではないと厚労省が言っているのに、ワクチンを打てば感染が収束するという前提はおかしくないですか」などと発言すると、水を差したように場が静まりかえってしまって、まともな議論ができない

――それも議員秘書を辞めようと思ったきっかけのひとつです。

## 「ワクチンの有効率95％」は強烈なミスリード

**鳥集**　そうした、お二人の背景を踏まえたうえで、肝心のコロナワクチンの話に移りましょう。まずはダディさんからおうかがいします。

ユーチューブで初めてダディさんの動画（「製薬リーマン闇のダディ」チャンネ

ル〈登録者数約3万人〉は2022年10月25日に度重なる動画削除措置を受けチャンネルごと消滅。続けて「ダディの学び舎」チャンネル〈登録者数約5万6000人〉が2023年2月17日に消滅。現在はサブチャンネル「ダディのサバイバル研究所」で活動中）を観た時、僕は「製薬会社のサラリーマンなのに、自分とまったく同じことを考えている」と驚きました。ワクチンを接種するかどうかは、感染予防効果や重症化予防効果などのメリットと、起こり得る副反応のデメリットを比較して考えるべきだと。たしか、天秤のイラストを出して、説明していましたよね。

それだけではなく、そもそも新型コロナがどれぐらい怖いかも考慮して、打つか打たないかを考えるべきだと。たとえば、エボラ出血熱のような感染すれば半数が亡くなる病気であれば、ワクチンの副反応のリスクが高くても、期待される効果に賭けてワクチンを打つ意義が出てきます。しかし、新型コロナのような必ずしもリスクが高くない感染症の場合は、死亡率が低い若い世代ほど接種する意義がなくなります。

このワクチンについての考えは、僕とまったく同じなんですが、製薬会社社員の立場からすると、こうした情報発信はワクチン接種の妨げになってしまいますよね。それでもどうして、このような動画を上げようと思ったんですか。

**ダディ**　発信を始めた理由ですが、旅行業界や飲食業界などコロナ禍になって大打撃を受けた業界があったことが大きかったですね。航空会社に勤めている僕の高校時代の友人も、ボーナスがなくなるなど大変な目に遭いました。一方で、ワクチン開発に関わっている僕の会社は国から補助金をもらっている。僕の給料もそのままですし、ボーナスにも影響がありません。だから自分の経済的な面はしばらくは安泰です。

でも、テレビから流されているコロナワクチンの情報はあまりにも偏っていました。偏った情報のまま多くの国民がこのワクチンを接種し、その流れのなかで自分の生活だけは守られる……そんなことでいいのかな？　と良心の呵責に近いものを感じたのです。せめて「接種したほうがいいのか、やめたほうがいいのか」のヒントになるような動画を一人でも多くの方に見てもらい参考にしてほしいと思ったんです。

**鳥集**　具体的にメディアに出てくる情報のなかで「これは偏っているな」と思ったのはなんですか？

**ダディ**　一番強烈だったのが「コロナワクチンの有効率は95％」という情報です。この「95％」という数字がテレビでもネットでも雑誌でもあまりにも大きく扱われすぎているなと。「95％」という数字は大きいですよね。有効率のＭＡＸは「１００％」なんですから。そして「95％という数字の大きさ＝ワクチンのメリットの大きさ」と多くの国民が勘違いさせられていると強く感じていました。極端な仮定ですが、致死率１００％のウイルスに対して有効率が30％でもあれば、それは「奇跡のワクチン」と言えるほど価値が高いかもしれない。一方、たとえば軽い咳しか出ないようなウイルスに対してであれば「有効率１００％」であっても必要ありますか？　という話になってきます。つまり、有効率の数字よりも優先して考えるべきは「ウイルスの恐ろしさをきちんと見極めること」になります。

ところがそんな基本的な考え方を無視して「これまでのワクチンと比較して有効率95％というのは素晴らしい」という情報だけがテレビで流されている。ましてや

「専門家」という立場で医師が絶賛している。これはフェアではないと思ったんです。コロナ自粛のために生活苦に陥っただけでなく、フェアな情報を提供されないままワクチンを打つことになる人たちがいる。こんな理不尽なことはない。そこで、少しでも国民のみなさんに考えてほしいと思ったことが、情報発信を始めたきっかけです。

**鳥集**　コロナワクチンについて、バランスのいい適切な情報を伝えたいという思いが、最初にあったということなんですね。

**ダディ**　ありましたね。それに僕は昔、予備校講師をやっていましてね……。

**鳥集**　社会人になってからですか。

**ダディ**　大学生の時ですね。早稲田の3年生から社会人になる前の6年の時まで。

**鳥集**　医学部生と同じ、6年間も大学に行っていたんですね（笑）。

**ダディ**　そう、いっぱい遊びを勉強しました（笑）。僕のいた予備校では一方的に講師が話すのではなくて、頻繁に生徒を指名して徹底的に生徒に考えさせるという方針でした。なので、ユーチューブでも心がけたのは、自分が一方的に伝えるというよりも、視聴者のみなさんに考えてもらうことでした。

とはいえ、自ら考えてもらうと言っても、そもそも出ている情報が偏っています。そこで考え方の異なる医師の主張を客観的に比較してみたり、多くの国民が最も身近に感じているインフルエンザワクチンを例にしたりしてコロナワクチンのメリットとデメリットを視聴者自らが考えられるように工夫しました。あくまで自分の答えを押し付けるのではなく、視聴者のみなさん自身に考えてもらうような発信を心がけました。動画のラストは都市伝説のテレビ番組で有名な「信じるか信じないかはあなた次第です」というフレーズをもじって、「打つか打たないかを決めるのはあなた自身です」というスライドで締め括《くく》っていました。

## 「コロナは怖くない」と発信していた大学教授

**鳥集**　ワクチンを打つかどうかは、そのウイルスの致死率などがどれだけ高いかによって変わってくるわけですが、ダディさん自身は新型コロナのリスクをどのように評価していましたか。

**ダディ**　新型コロナが日本にもやってきた2020年の初期段階では、未知のウイルスだったこともあり、みなさんと同じようにビビっていました。安倍さんが小中学校を一斉休校にしたり、緊急事態宣言が発出されたりして、国民みんなが自粛していた時には、内心「こんなに一致団結するなんて、日本人って素晴らしいな」と思っていました。

ですが、感染拡大初期の段階から新型コロナはそこまで怖くないと情報発信してくれている先生方がいました。たとえば井上正康先生（病理学者。大阪市立大学医学部名誉教授。『本当はこわくない新型コロナウイルス』などの著作がある）は、2020年3月か4月には、ご自身のホームページ上で「新型コロナを恐れることはない、それより恐ろしいのは間違った情報の拡散による混乱だ」といち早く警鐘を鳴らしていました。そして、僕自身が最初に影響を受けたのは高橋泰先生（国際医療福祉大学大学院教授）でした。

**鳥集**　新型コロナの7段階感染モデルを提唱した先生ですね。高齢者や基礎疾患のある人たちにとって新型コロナは重症化して死亡リスクのある恐ろしい感染症だけど、子どもや若者、現役世代の多くは感染しても無症状か風邪程度で終わる人が多い。そのような人にまで一律に過度な感染対策を行うと、経済や若者の生活に多大なダメージを及ぼす——そう早くから警鐘を鳴らしておられました。

**ダディ**　高橋先生のインタビュー記事が2020年7月、「東洋経済オンライン」に掲載されました。一方で、西浦博先生（当時・厚労省新型コロナウイルスクラスター対策班、北海道大学大学院医学研究院社会医学分野衛生学教室教授。現・京都大学大学院医学研究科教授）は、「何もしなければ42万人死ぬ」との試算を公表し、新型コロナの流行拡大を防ぐには人との接触を8割減らすことが必要と提唱していました。

このように、厳しい感染対策を求める意見と、一律の感染対策に反対する意見があったわけです。そうした双方の意見に触れてみて2020年の日本の被害状況を考えた場合には、新型コロナのリスクをもうちょっと冷静に考えるべきではないのかと思うようになったんです。先ほども触れましたが、異なる意見をゼロベース（どちらが正しいと最初から決めつけない）で考えることこそ、冷静な判断につながると僕は思っています。

**鳥集**　それで、コロナに関してさまざまな意見があることを、ユーチューブで発信するようになったんですね。もちろん、最初は無名ですよね。

**ダディ**　誰も僕のことなんて知りません。

**鳥集**　それどころか、顔を隠すために変な帽子をかぶって、マスクもして。

**ダディ**　そうなんです。怪しすぎますよね（笑）。

**鳥集**　その怪しい恰好でユーチューブに動画を上げて、反響はどうだったんですか。

**ダディ**　最初は誰も観てくれませんでした。

**鳥集**　どんなきっかけでバズるようになったんですか（バズる＝ネットなどへの投稿で多くの人の注目を集めること）。

## チャンネル登録者数が激増した1本の動画

**ダディ**　２０２１年１月初旬にユーチューブへの投稿を始めたのですが、最初は「幼児教育にはそろばんがいい」というテーマだったんです。

**鳥集**　今（2023年1月末の鼎談時）と全然違うテーマですね。

**ダディ**　はい。登録者は僕と奥さんと仲のいいそろばんの先生、その3人から始まったんです。当然、誰も見ないですよね。でも、医療従事者へのコロナワクチン接種が本格的に始まった直後の2021年2月22日に、幼児教育とはまったく関係のない新型コロナやコロナワクチンに関する動画を号外として出してみることにしたんです。奥さんにチェックしてもらってからユーチューブに投稿しました。

ですが全然観てもらえず、再生回数は上がりませんでした。ところが、登録者数700人くらいの対談系ユーチューバーの方に声をかけていただいて、その方と対談した動画がバズって、25万〜26万回再生されたんです。

**藤江**　すごい。

**鳥集**　その対談では、どういう話をされたんですか。

**ダディ**　先ほど話したような内容です。発症予防効果があるといっても国や人によってワクチンのメリットは異なるという話です。被害の大きかった欧米と、小さかった日本とでは当然ワクチンの価値の大きさは違いますし、年齢や基礎疾患の有無によっても異なってきます。
それから、その当時（2021年2月）政府は「接種回数2回」と言っていましたが、コロナワクチンの添付文書には「本剤の予防効果の持続期間は確立していない」と書いてあるので、3回、4回、下手したら毎年打てと言われる可能性があるといった話をしました（2023年3月7日には12歳以上は年1回、高齢者は年2回接種すると厚労省専門部会で決定）。そうしたら、その動画の第1弾の視聴回数が20万回超え、続編となる動画も20万回近くまで行き、お互いの登録者数が一気に5000人を超える勢いで伸びたんです。
**鳥集**　ご自身でもびっくりしたでしょう。
**ダディ**　「うわ、すごい回転している」「登録者数がうなぎ登り」みたいな感じで、対談した方と電話で興奮しながら話したのを覚えています。

## 「ホテル三日月」で見たコロナの現実

**鳥集**　そうだったんですね。藤江さんは、いつから新型コロナのことを疑問に思い、いつからユーチューブを始めたのですか。

**藤江**　実は、勝浦市はすごくコロナと縁が深くて、「勝浦ホテル三日月（当時。現・三日月シーパークホテル勝浦）」が2020年1月、コロナ感染の震源地だった中国・武漢市から日本人を乗せて帰ってきた政府チャーター機の第1便の乗客を受け入れたんです。

**鳥集**　あ、あのホテルは勝浦にあったんですか。

**藤江**　そうなんです。この受け入れに関しては賛否あり、私が仕えていた国会議員に対する批判もありました。「なぜ感染しているかもしれない人たちが勝浦に来るんだ」と。かなり地元はざわつきましたね。

　僕は地元の国会議員秘書という立場でしたから、ホテル三日月に頻繁に様子を見に行っていたんです。すると、普段お付き合いのあったホテルマンの方々が最前線で対応していらっしゃるわけです。新型コロナが本当に怖いものであれば、医療従事者が対応するはずですよね。なぜ、ホテルの支配人や現場のスタッフが対応しているのだろうと、不思議に思っていたんです。

僕はテレビを観る習慣がなかったので、ネットのニュースや見聞きしたことで疑問に思うことがあれば自分で調べるということを、当時から習慣としてやっていました。それで新型コロナの死亡者数を調べて、チェックしていたんです。2020年当時、インフルエンザなどと比べても新型コロナによる死亡者数は圧倒的に少なく、いつまで経っても増えなかった。ただ、周りはみんな怖がっているという現実があり、なぜそれほどまでに恐れるのだろう、変だなとは思っていました。

**鳥集**　そうですね。

## ユーチューブを始めたのは一種の抵抗

**藤江**　一方で、ユーチューブの「堀江貴文 ホリエモン」チャンネルに、当時コロナワクチン推進団体「こびナビ」に所属していた峰宗太郎先生（米国国立衛生研究所、米国国立アレルギー感染症研究所研究員。著書『新型コロナとワクチン 知らないと不都合な真実』やツイッター等でコロナやコロナワクチンに関する情報を発信していた）が出演されていて、それを観てすごく学びがあったんです。「コロナ禍はどうやったら終わるのか」と堀江さんが聞いたら、峰さんが「みんなが許容できたら終わりだ」と話していたんです。

**鳥集**　峰さんはずっとコロナワクチン接種推進の立場でツイートをしていて、接種に慎重な立場の人たちとバトルを繰り返していました。しかし、いつの間にかツイッターをやめて、表舞台に立たなくなりましたね。

**藤江**　そうですね。ただ、当時は素晴らしいことをおっしゃるなと思ったんです。新型コロナの終息というのは、医学的にどうなったら終わりとかそういう問題ではなくて、要は僕らの心が決めるんだと。僕は新型コロナのリスクはそこまで高くないと思っていましたから、じゃあ、みんながそう思えば終わりなんだと思ったわけです。ですから、会った人にはなるべく、「新型コロナって、そんなに怖いものなんですかね」という話をするようにしていた。でも、みなさん、めちゃくちゃ怖がっているから、そう言うと不謹慎になってしまう。

それで、すごくやきもきした気持ちで2020年6月に子どもとユーチューブ用の動画をつくったんです。当時、コロナ感染で亡くなった方が累計で882人でした。一方、同じくらいの期間に、交通事故、インフルエンザ、自殺で亡くなる人が何人いるのかという問題提起をしました。このなかでは、新型コロナの死亡者がいちばん少ないんです。

**ダディ**　子どもって藤江さんのお子さんですか。

**藤江**　そうです。当時、小学校3年生でした。最近は私の発言も目立つようになったので子どもは出さないようにしていますが、この動画は残っています。これは、僕のやきもきした気持ちを晴らす、一種の抵抗みたいなものだったんです。

「新型コロナは怖くない」と言うことは不謹慎だ、という風潮が強かった時期ですので、一方的に主張するのではなく、「いろんな数字を比べて考えることが大事だよね」とフラットに伝えるアプローチをしました。子どもと一緒に動画に出ればなんとなく柔らかく伝えられるのかなと。ほのぼのとした雰囲気の動画に仕上げましたが、実際には僕は相当にやきもきした気持ちで、「コロナ怖いをいつまで続けるんだ！　いい加減終わりにしよう！」と、しびれを切らして動画を出したことを覚えています。「新型コロナって、本当にそこまで恐れるものなんですか」という思いはかなり初期からありました。

**鳥集**　反響はいかがでしたか。

**藤江**　この時はチャンネル登録者も数百人だったので、残念ながら、ほとんど反応はありませんでした。

## 「自分の子どもが打たなければいいや」

**鳥集**　どの動画でバズったのか覚えていますか。

**藤江**　子どもとの動画を2020年6月に出したあとは、コロナ関係ではなく、もともとの僕のテーマである少子化や教育関係の動画を出していたんです。でも、再生回数はまったく伸びなかった。再生回数が増えたのは、2021年7月にコロナワクチンの動画を出すようになってからです。12～17歳が接種対象になり、中高生のワクチン接種が始まり出したのが2021年7月でした。一般接種が始まったのが同じ年の4月にもかかわらず、厚労省の副反応疑い報告のデータではこの7月当時、すでに700人以上の接種後の死亡報告が出ていました。

**鳥集**　そうでしたね。

**藤江**　それ以前から、若者が打つようなものじゃないと思ってはいたんです。ただ、それは内心で思っていただけでした。ところがその年（２０２１年）の7月に、「うららんのほほんてれび」という、1万人以上のチャンネル登録者がいるユーチューバーの松村さんという方から相談を受けたんです。僕と同じ勝浦市在住の方なのですが、「これから中高生へのコロナワクチン接種が始まるけれど、僕は危ないのではないかと思う。どうしたらいいですか、藤江さん」と。

その前から、松村さんとはいろいろな話をする仲だったのですが、彼からの連絡を受けて、僕はすごく自分自身のことが恥ずかしく、情けないと思いました。松村さんは、結婚はされていますがお子さんはいません。なのに、地域の子どもたちのことを心配して、藤江なら政治の現場のことも知っていて、どうやって動けばいいかわかるだろうと私に相談をしてきたわけです。

僕は若者へのコロナワクチン接種は不要だと思っているのに、自分の子どもが打たなければいいやと思っていた。その一方で、子どもたちのために地元に学校をつくるなんて、かっこいいことを言っていたわけです。言ってることと、やってることが全然違うじゃないかと。心の底から自分を情けなく思い、何もしていなかった自分を悔やみました。その時の後悔が今に至るまでのすべての原動力なんです。

それで調べてみると、夏休み中に地元の中学生のうち8割ほどが接種予約をしたらしいと情報が入りました。本当に情報に偏りがあることを痛感しました。決して打った人を批判するつもりはありませんが、中学生の8割が接種予約しなければならないようなワクチンではないと僕は思っていましたので。

## 明らかにおかしなことが起こっていた

**鳥集**　藤江さんが、中高生たちに打つものではないと思った一番の理由はなんですか。

**藤江**　ダディさんもおっしゃったように、第一に若い人は新型コロナで亡くなるリスクも、重症化するリスクもきわめて低いですよね。一方で、このワクチンの安全性は十分にわかっていません。それに、その当時でさえ、すでに20代の接種後の死亡者が医療機関から5人報告されていました（2021年7月21日公表分）。

**鳥集**　なるほど。そういうこともあって、子どもや若者に安易に打たせるものではないと思って自分で調べ始めた。それでコロナワクチンに関するデータを動画にして上げ始めたら、バズったというわけですね。

**藤江**　そうです。主にコロナワクチンのリスク面に関わるデータから始めました。たとえば2021年6月、鳥取県のコロナ感染死はコロナ禍が始まってからの1年半ほどで2人だったんです。ところが、鳥取県内でコロナワクチン接種後に死亡したケースが、2021年6月28日時点で、5人いると報道されたんです。

**鳥集**　そういうこともありましたね。

**藤江**　厚労省や自治体の公的データを見るだけでも、明らかにおかしなことが起こっていたわけです。

**鳥集**　藤江さんの場合、その鳥取県のデータを扱った動画が最初にバズったものですか。

**藤江**　そうです。それまで1年8カ月ほど少子化を主なテーマとして発信してきて、チャンネル登録者数は900人程度でした。それが、鳥取県の動画を上げてから10日ほどで1万人くらいまで一気に伸びた。それ以降、再生回数が10万回に届くような動画も出るようになりました。

**鳥集**　10万回も視聴されるということは、普通はないですよね。僕もギター弾き語りの動画を出していますが、せいぜい数百回、よくて2000~3000回です。何万回も視聴されるのは、本当にすごいことだと思います。自分がそれほどまでに注目されることを、どう感じましたか。

**藤江**　実はちょっとビビったんですよ。それでバズったあとに、あえて再生回数が伸びないであろう動画を出したんです。毎回ヒットを飛ばす感じになってしまうとつらくなるからと思って。その動画は、47都道府県の役所がPCR陽性者を「感染者」と発表しているか、そのまま「陽性者」と発表しているか全部調べてみたというすごくマニアックな内容です。わざと外しにいったんです。思惑どおり再生されませんでしたが、毎回人を惹きつける動画をつくり続けないといけない、という苦しい状況にはなりたくないという思いがありましたので、わざと外して一呼吸置けたのはよかったと思います。

## 動画再生数を上げる「クリック率」

**鳥集**　あとで話すようにユーチューブには不可解な規制があって、お二人は何度も動画を削除されています。ですから、チャンネル登録者数も増減していると思うのですが、ピーク時の登録者数と一番再生された動画の視聴回数が、どれぐらいなのか教えてもらえますか。

**ダディ**　僕の「ダディの学び舎」チャンネルの登録者数は２０２３年1月末現在で、およそ5万６０００人です（現在はチャンネル削除）。視聴回数が最も多かった動画は、コロナワクチンの接種即時中止を訴える「全国有志医師の会」が立ち上がったことを伝える動画ですね。20万回はいかなかったと思いますが、おそらく十数万回だと思います。

**鳥集**　十数万回でもね、すごいですよね。

**ダディ**　ユーチューブをやり始めた時に1万回再生なんて雲の上というか、どうやったらそこまでいくの？　と思っていましたから10万回以上観られるなんて、考えられないことでした。

**鳥集**　どれくらいの期間で10万回以上いったんですか。

**ダディ**　いく時は2～3日で10万回を超えることもありますが、時間をかけてずっと伸び続けるケースもあります。

ユーチューブというのは、クリック率（視聴者にサムネイルが表示された動画に対して、どれくらいの割合でクリックされたかを示す率）がとにかく大事なんです。視聴回数が1000回程度までは、観てくれているのはファンの人ばかりですが、闇のダディを知らない人までがクリックしてくれるようになると、ユーチューブがおすすめ動画に上げてくれるようになる。通常、視聴回数が増えるに従いクリック率は低下するのですが、それが何万回にもなってもクリック率がそれほど下がらなければ、さらにユーチューブがおすすめ動画に上げてくれるようになるので、どんどん視聴回数が伸びるんです。

**鳥集**　観られれば観られるほど、多くの人におすすめしてくれる仕組みなんですね。

**ダディ**　そうなんです。そのため、何十万回も視聴される動画は長いスパンで伸びていくことも多い。ですが、ファンから離れた一般客におすすめ表示されているのにクリックされなくなると、そこでおすすめ表示がストップして再生回数も止まっていく。それと今では「コロナワクチン関係の動画はクリック率が高くてもあまりおすすめ動画として扱わない」という仕組みが入っているようにも感じています。

## 尺の長い動画も人気に

**鳥集**　なるほど。藤江さんは、現在、6つのチャンネルを運営されていますが、一番多いチャンネルの登録者数は何人くらいですか。また、最もバズった動画の総再生回数はどれぐらいですか。

**藤江**　一番多いのはメインのチャンネル（「日本の人口増加を目指す男、藤江です！」チャンネル）で、登録者数がおよそ4万人です（2023年3月現在）。視聴回数は20万を超えた動画が何本かあります。最近ありがたいのは、自分の講演会の動画をよく観てくださることですね。2022年10月22日に、鳥集さんとご一緒した千葉県館山市でのシンポジウムの動画も20万回以上再生されました。

**鳥集**　あのシンポジウムの動画がそんなに観られたんですか⁉

**藤江**　はい。最近は割と長い30分程度の動画も観られるようになっていると感じます。ユーチューブを始めた時は3分とか5分とか、なるべく短いほうがいいと思っていました。でも今は逆に長いほうがいいと言われています。たぶん視聴者のみなさんが、テレビよりユーチューブを観る時間のほうが長くなっているからではないでしょうか。

**鳥集**　30分の動画でも僕は15分で観ます。

**ダディ**　2倍速にするんですね。

**藤江**　ユーチューブなら1・5倍速とか2倍速にできますもんね。

**鳥集**　そうなんです。ですから、人がしゃべっているだけの動画でも短時間で観終えることができるのは、ネット動画のよさのひとつだと思います。

これも多くの人が興味を持っていると思うのであえて聞くのですが、それだけ再生回数が伸びていて、しかも何本も動画を上げていたら、入ってくるお金もすごいのではないかと思うのですが、いかがでしょうか。

## ユーチューブでの「収益」裏事情

**ダディ**　ユーチューブで収益を得られたらもちろんうれしいな、とは思いました。ユーチューブの収益化の条件として登録者数が1000人以上、また1年間での動画再生時間が4000時間以上というのがあるんです。

**鳥集**　そんな規定があるんですね。ダディさんであればすぐにその条件をクリアできたのではないですか？

**ダディ**　実は落とし穴がありました。再生時間4000時間を大幅にクリアし、登録者数に至っては1万人以上いたにもかかわらず、収益化できなかった。実は、「ユーチューブの審査にクリアしなければならない」という3つ目の条件が存在したんですね。

**鳥集**　まさか、初期の段階ですでにいくつかの動画が削除されて審査に通らなかったとか？

**ダディ**　まさにそのとおりです。ですからこれを読まれている方でユーチューブをやろうと考えている方は、「条件が3つ」と思っておいたほうがいいですよ（笑）。登録者数1000人以上、1年以内の総再生時間4000時間、そしてユーチューブの審査にクリア！

**鳥集**　あれ？　でもダディさんから収益の話を聞いたことがあったような……。

**ダディ**　ええ、実は2つ目のチャンネルで収益化ができたのです。2つ目のチャンネルは1つ目のチャンネルがなくなってしまったときの保険のために作成しました。ユーチューブから絶対削除を食らわない、「話し方講座」や「ユーチューブの始め方」など安全なテーマで条件をクリアしました。

**鳥集**　なるほど、それで審査も合格して収益化が叶ったのですね

**ダディ**　そうです。収益化をクリアしてから「ワクチンネタ」を開始したのです。収益化できなかった時も毎日更新していましたが、もちろん収益化もモチベーションのひとつになります。副業としては魅力的かもしれないですが、ペナルティをいつ食らうかわからないテーマでやっているので、収益は不安定極まりないですね。

**鳥集**　でもすごいですね。藤江さんはどうですか。

**藤江**　ユーチューブの収益は、1再生0・3円くらいといわれています。動画の尺が長くなると、その分、広告の入る回数も増えるので単価が上がって1再生0・5円くらいになります。動画がバズって再生回数が増えると、収入も増えるのでモチベーションにつながります。ただ、月によって再生回数にかなり波がありますので、収入源としてあまり当てにできないですね。

## 「寄付」に支えられる活動

**鳥集**　藤江さんは議員秘書を辞めた一方で、全国各地で講演などの活動もされています。その交通費なども必要でしょうし、なによりご家族がおられます。サラリーマンではありませんから、決まった収入はないと思いますが、主な収入源はどうなっているんですか。

**藤江**　藤江のバックには誰かいるんじゃないのか？　密かに政治や宗教が関係しているのではないか？　と疑われないように、ここは丁寧に赤裸々にお話させていただきます（笑）。

まずは、依頼を受ける形で、動画作成の仕事をしています。前職の関係で政治家の方からのご依頼が多く、街頭演説の動画を撮ってほしいといった依頼ですね。また、学校設立会社の役員をやっていますので、それに伴う収入もあります。ここからが特殊ケースになります。まずは視聴者の方からアドバイスをいただき、動画の説明欄にご寄付の振込先を表記するようにしました。とくに強くお願いや呼びかけはしていないのですが、本当にありがたいことにお振り込みで応援してくださる方がいらっしゃいます。

**ダディ**　素晴らしいですね。

**藤江**　あと、自分でも面白いモデルをつくったなと思うのですが、呼ばれてもいないのに自分で段取りをして全国各地に講演に出かけるわけです。旅費や会場費がかかりますし、原則的に入場無料で行っていますので講演をすると赤字です。ですが、「お帰りの際によかったらご寄付ください。強制ではなく、あくまで任意です（笑）」と呼びかけをすると、多くのみなさんがご支援してくださるんです。

**鳥集**　講演でも寄付してくれる人がいるんですね。

**藤江**　そうです。遠方に行った場合、多くはそれでも赤字です。そこで、撮影した講演の動画をユーチューブにアップします。これが結構再生されますし、時間が長いので広告収入も多めなんです。講演となると僕も気合いを入れて資料を作りますし、目の前に真剣に聞いてくださるお客さんがいますから、部屋で一人で動画を撮るよりも気持ちが入ります。それで、動画としてもいいものに仕上がって、再生回数も伸びる、こういうことなのかなと思います。

ちなみにコストをかけないために、講演会場の手配や打合せ、参加者の募集、受付など、何から何まで全部一人でやっています。当然、講演の撮影も自分一人でやっているのですが、講演中にお客さんがカメラに当たってズレてしまったことが何度かありました。講演が終わって映像を確認し、僕が映っていなかったとわかった時は大変なショックです。死活問題ですので、僕の講演に参加される方はカメラに当たらないように気をつけてください（笑）。

**鳥集**　このような話を聞くと、自分もユーチューブに動画を出して儲けてやろうと思う人が出てくるかもしれませんが、動画って編集するのは大変でしょう。

**藤江**　大変ですね。10分の動画に仕上げるのに、資料作りから含めると4～5時間はかかっているのではないでしょうか。

**鳥集**　毎日動画を上げるというのは、相当な労力が必要です。それを考えると、すごく儲けているとも言えませんね。

**ダディ**　僕の場合は「今日は1時間以内で全部アップする」と決めて、スライドをバーッと作って、編集しないで上げるようにしています。僕の動画はスライドが一番の肝なので、それさえやってしまえばあとはしゃべるだけです。編集作業が大嫌いというか、性に合っていないので、そんな感じでやっていますが、編集して動画を上げている人たちは、すごい労力をかけていると思います。

**鳥集**　それでも、サラリーマンをしながら余暇の時間を潰して動画を上げるのは、とても大変なことだと思います。

**藤江**　あと僕の場合は、月額490円のユーチューブのメンバーシップや「ニコニコチャンネル+」で月額制（330円）の会員の方からの応援もあります。視聴者のみなさんの応援をさまざまな形でいただき、生活し、活動をしています。

**ダディ**　議員秘書時代はサラリーマンだから活動に縛りがあったと思うけど、今はやりたいようにやっているんですね。僕はサラリーマンですから、やはり制限がある。藤江さんがうらやらましいですよ。

**藤江**　おっしゃるとおり、自由です。視聴者のみなさんに支えられています。

**鳥集**　お二人とも、動画を観てくださる方がいるから、頑張れるということですね。

**ダディ**　もちろんそうです。本当に視聴者のみなさんには、感謝しています。

# 第二章　ワクチン接種が始まって死者が激増

## 集団免疫の保証などなかった

**鳥集**　新型コロナワクチン（以下、コロナワクチン）接種を推奨してきた「専門家」と呼ばれる人たちは、当初、国民の7〜8割が2回ワクチンを接種すれば集団免疫ができ、新型コロナウイルス（以下、新型コロナ）感染症が収束するかのような発言を繰り返していました。しかし、現実にはコロナワクチン接種は2回では終わらず、集団免疫ができるどころか、3回、4回、5回と政府は接種を推奨し続けることになりました。

そして国民の多くがコロナワクチン接種を続けたにもかかわらず、第7波（2022年7〜9月末）になって、日本は世界最多の陽性者数を記録。さらに、第8波（2022年11月〜2023年1月末）ではコロナ感染死が500人を超える日を記録するなど、2020年1月のコロナ禍以降、最悪の事態を招くことになりました【グラフ1】。そもそも政府がコロナワクチン接種を推進したのは、感染拡大と重症化を防いで、死亡者を減らすことが目的だったはずです。にもかかわらず、まったく逆の結果になっているわけですが、ダディさんはこの現状をどう評価してい

**【グラフ1】ワクチン接種回数とコロナ陽性者の死亡数**

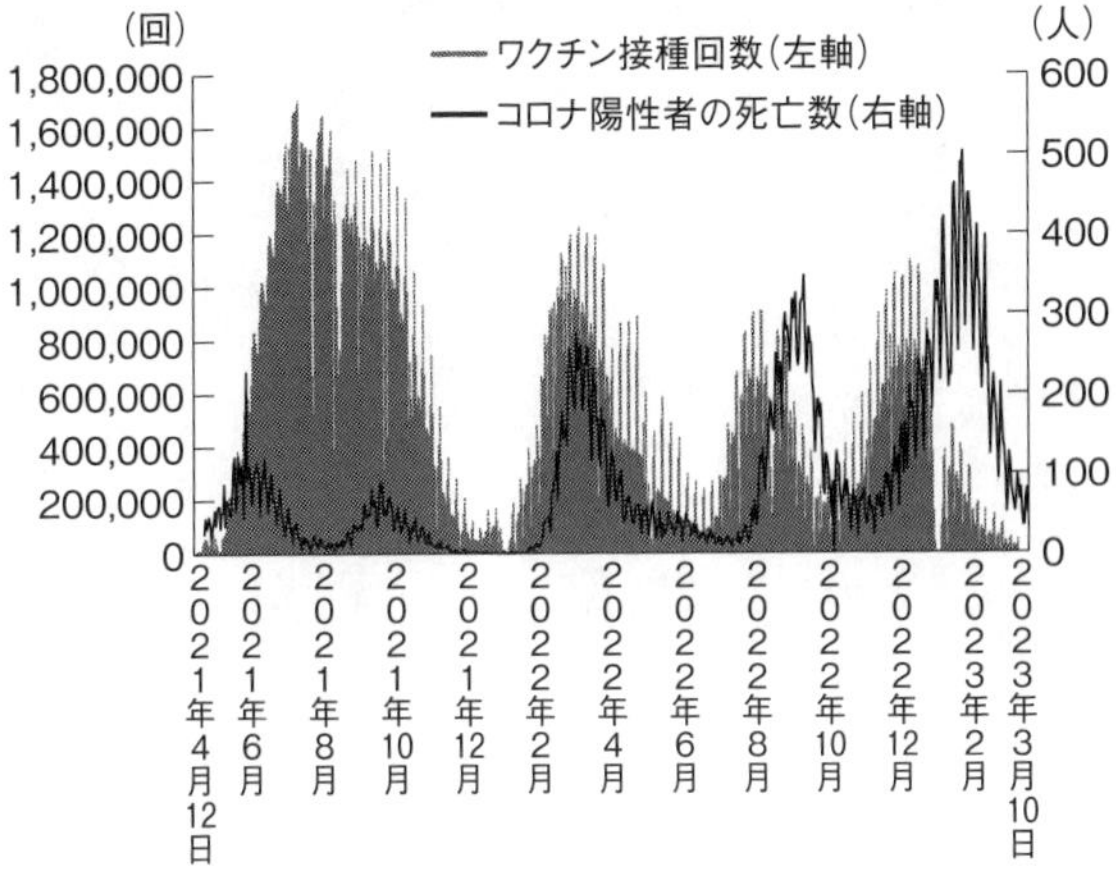


出典：デジタル庁、厚労省オープンデータ

ますか。

**ダディ**　僕が言ってきたとおりになった、と思っています。僕はコロナワクチン接種が始まる当初から、動画で「集団免疫ができるかどうかはわからない」と言い続けてきました。これは、当たり前の話ですよね。なぜなら、mRNAワクチンという人類にとって未知の薬剤によって、これまで感染症に対する集団免疫を達成した国はなかったわけですから。まだ、証明されていないのだから、「集団免疫ができないかもしれない」ということを、きちんと言うべきだと動画で発信し続けてきたのです。
しかし、そのような当たり前のことを無視して、政府、専門家、マスメディアは、偏った情報発信を続けていました。ですが蓋を開けてみれば、「やっぱり危惧したとおりになった」というのが、僕の現状に対する評価です。

**鳥集**　ダディさんは長く製薬会社に勤めておられるのでわかると思いますが、医薬品は、新しければ新しいほど効果があって、安全だと思い込んでいる人がとても多いですよね。

**ダディ**　そうですね。お医者さんにもそう思っている人が多いです。

**鳥集**　ですが、それは〝幻想〟ですよね。そのあたりのことをダディさんにお話いただきたいのです。

**ダディ**　新薬が世に出るまでには、第Ⅰ相試験、第Ⅱ相試験、第Ⅲ相試験という、三段階の臨床試験をクリアしなくてはなりません。通常、これらの臨床試験には10年前後の時間がかかります。加えて、第Ⅲ相試験の段階でも被験者は数百人から、多くて千、万人単位なので、これだけの人数では検出できない副作用があり得るわけです。実際に新薬が販売されて何十万人という人に使われるようになると、どうしても未知の副作用、つまり健康へのリスクが出てくる可能性があります。そのため、医薬品は必ず「市販後調査」というものを行います。

**鳥集**　たとえば、ある医薬品に5000人のうち1人に起こる重篤な副作用が潜在的にあったとしても、被験者が1000人の臨床試験では検出できない可能性が高い。しかし、この医薬品の販売後、10万人が使用したとすれば、およそ20人が重篤な副作用に見舞われることになるわけです。だから、市販後調査が欠かせないわけですね。

## 「安全性」という常識が完全に崩壊

**ダディ**　そうです。新薬は安全性も有効性も十分わかっていないというのが前提なんです。患者さんに何が起こるかわからない。だから僕たちのようなMRがその調査を担当する。しかもそれは、もともと病気があって、それを放置しているとより悪化するかもしれない病気の人に投与する医薬品を前提としています。

ですが、ワクチンというのは原則的に健康な人にも打つわけですよね。そのため、より一層の安全性が求められる。だから、ワクチンを勧める立場の人こそ、より安全性のハードルを上げて慎重な発信をしなくてはならないのです。それなのに、コロナワクチンに関してはその「常識」が完全に崩壊してしまって、あたかも安全性に重大な懸念はないかのような情報発信が当然のように行われてしまいました。

**鳥集** それに関しては僕も本当に呆れました。自分は25年以上、医療現場を取材して記事を書いてきましたし、薬害のことについてもそれなりに勉強して、『新薬の罠』（文藝春秋）という本も書きました。だから、今ダディさんがお話されたことは、医療従事者なら「常識中の常識」だと思ってきたわけです。

**ダディ** 常識中の常識ですね。

**鳥集** 臨床試験で抜群の効果があるように思えても、実際使ってみたらそうでもなかったという新薬はこれまでにもたくさんあります。

**ダディ** おっしゃるとおりです。

**鳥集** あるいは、こういう遺伝子変異がある人には効果があるけれど、こういうタイプの人には副作用が出やすいといったことが、市販後にわかることもよくありますよね。

**ダディ**　はい、よくあります。

**鳥集**　そんなことは医療従事者なら、とくに医師ならば常識として踏まえていると僕は思っていたんです。それなのに、2021年2月に医療従事者に対するコロナワクチン接種が始まると、多くの医師が率先して接種した。僕はむしろ、医師たちは躊躇《ためら》うだろうと思っていたんです。コロナワクチンは、遺伝子ワクチンという、これまでに実用化されたことのない新しい機序の薬剤です。自分の体内にウイルスのたんぱく質の遺伝子（ｍＲＮＡ）を注入して、自分の細胞にウイルスのたんぱく質を作らせるわけですからね。そんな安全性がよくわからない薬剤を自分の体の中に入れることは、怖いと思うのが当然だと思うのですが。

**ダディ**　僕もそれが普通の感覚だと思います。

## 打つのが当たり前という医師たちの洗脳

**鳥集**　ですが、僕には医師たちは喜んで打っているように見えた。さらに一般向けの接種が始まると、多くの医師が我先にと高額な接種会場のアルバイトに出かけて、「どんどん打て」「つべこべ言わずに打て」というようなことを言い出した。打ちたくないという人に対して、「反ワクチンだ」「陰謀論者だ」「フリーライダー（集団免疫にタダ乗りする者）だ」と、非難まで始めた。コロナワクチンを接種するかどうかは法律的な強制ではなく、本人の自由意志に任されているにもかかわらず、です。

**ダディ**　そうですね。

**鳥集**　はっきり言います。なんでそんなにバカな医者が多いんでしょう。

**ダディ**　僕が一番びっくりしたのが、小児科の先生を会社にお呼びして社内勉強会をする機会があった時のことです。これからコロナワクチン接種が始まるという頃だったのですが、その小児科の先生がこんなことを言ったんです。

「みなさん、車にはいろんなところに行けるメリットがありますよね。でも、時には交通事故が起こります。じゃあ、交通事故を起こすからといって車に乗りませんか？　乗りますよね」

驚きました。コロナワクチンはまったく新しいメカニズムのワクチンにもかかわらず、自動車を例にしてメリットとリスクを説明したのです。自動車の歴史はすでに何十年とあり、毎年これくらいの事故が起こるというリスクに対し、数え切れないくらいのメリットがあります。なぜ、自動車が「まだ出たばかりのコロナワクチン」の比喩として使えるのでしょう？　それなのに、社会生活に欠かせない車をたとえに使って、「みんなで打ちましょう」と言うのですから驚愕しました。

**鳥集**　コロナワクチンを推奨する医師たちはよく、シートベルトの比喩も使いますよね。車の運転にはメリットがある。でも、まれに事故が起こるからケガや死亡のリスクを減らすためにシートベルトの装着が義務化されている。ワクチンもそれと同じで、感染症にかかるとまれに重症化や死亡のリスクがあるから打っておくべきなんだと。

**ダディ**　でも、シートベルトはリスクがほぼゼロですからね。

**鳥集**　そのとおりです。シートベルトで首が絞まって死んだという話を聞いたことがありません。でも、ワクチンは副反応によって重篤な病気になったり、死亡したりすることさえあり得る。

## 催眠術にかかっているよう

**ダディ**　そうです。だから、車の運転やシートベルトのことを比喩に使うのは完全に間違っているんです。その一方で、ネットではコロナワクチンをこんなふうにたとえている医師もいました。

「コロナワクチンを接種するのは、試験したことのないロケットに乗るようなものだ」

こっちのほうが比喩として適切だと僕は思ったのですが、僕以外の同僚や先輩、上司などは、自動車のたとえを「うんうん」と頷いて聞いていましたね。結局みんなコロナワクチンを接種していましたが、製薬会社の人間であっても多くの社員が何も考えずに打っています。

**鳥集**　医師たちは大学受験において最難関の医学部を出ています。製薬会社にも薬学部を出ている人が多くいるはずですが、そういう人たちがどうして未知のワクチンに恐ろしさを感じないのか。それどころか喜んで打ったのか。僕には皆目わからないんです。

**ダディ**　このワクチンに関してだけは、「みんな催眠術にかかっているようだ」と、僕は動画でよく話していたんです。新しい医薬品ですから何が起こるかわからないと考えるのが普通の感覚だと思うのですが、なぜかコロナワクチンに限っては、その感覚を多くの人が失ってしまった。

**鳥集**　催眠術のかけ方がうまかったんでしょうか？「コロナは怖い」と思わせて。

**藤江**　そうだと思います。コロナを怖いものだと思い込んだがために、国民の多くがパニックに陥ってしまったのではないでしょうか。

## 「死亡者数の増加」に無関心な政治家たち

**鳥集**　結果として、コロナ感染死が増えただけでなく、コロナワクチン接種が始まってから国内の死亡者数が異常なまでに増加しています。藤江さんは、この問題を動画で追及し続けてきました。現状をどのようにとらえていますか。

**藤江**　さかのぼってお話すると、2021年5月に前年同月比で1万人ほど死亡者が増えたんです。その時に、いわゆるワクチン慎重派、あるいは反ワクチンと言われる人たちのなかでは、「コロナワクチン接種で亡くなっているのではないか」という発信をしている方が多かった。それに対して、僕はむしろ「いや、それはわからないぞ」「ちょっと勇み足ではないか」と、それらの言説を抑えるような発信をしていました。

というのも、国内でのコロナ感染が発覚した2020年に死亡者数が減ったのは、いつ亡くなってもおかしくないような衰弱した高齢者がコロナ自粛によって感染症などのリスクから守られ、生きながらえたからではないかという考えがあったからです。ですから、死が先送りされた高齢者が死期を迎えて、2021年に死亡者数が増えることはあり得るのではないかと思ったのです。

ところが、その月だけにとどまらず、2021年の死亡者数は前年比でおよそ6

万7000人を超える異常な数値になった。それでコロナワクチンのリスク面にも注目するようになりました。実は、そのきっかけはダディさんとの出会いも大きく関係しているんです。

**鳥集**　何があったんですか。

**藤江**　ダディさんから連絡をいただいて、2021年11月に初めてリアルでお会いしたんです。その時にダディさんから、厚生労働省の「人口動態統計」によると、老衰とか循環器系の死亡者がすごく増えているという話を聞きました。そしてその死因は、コロナワクチンによる死亡と考えると辻褄《つじつま》が合うと知りました。それからは以前にも増して死亡者数や死因にも注目するようになった。すると、しばらくして2022年2月と3月の死亡数が発表されたのですが、この2カ月は前年同月比で死亡者数がものすごく増えていた【グラフ2】。驚いて、さまざまな市の人口統計の担当者に電話をしたんです。「とんでもない数の死亡者数が出ていますが、間違いではないですよね」と聞くと、すべての担当者が異常値が出ていることにまったく気づいていなかったんです。

【グラフ2】2020〜2022年の月ごとの全国の死亡者数

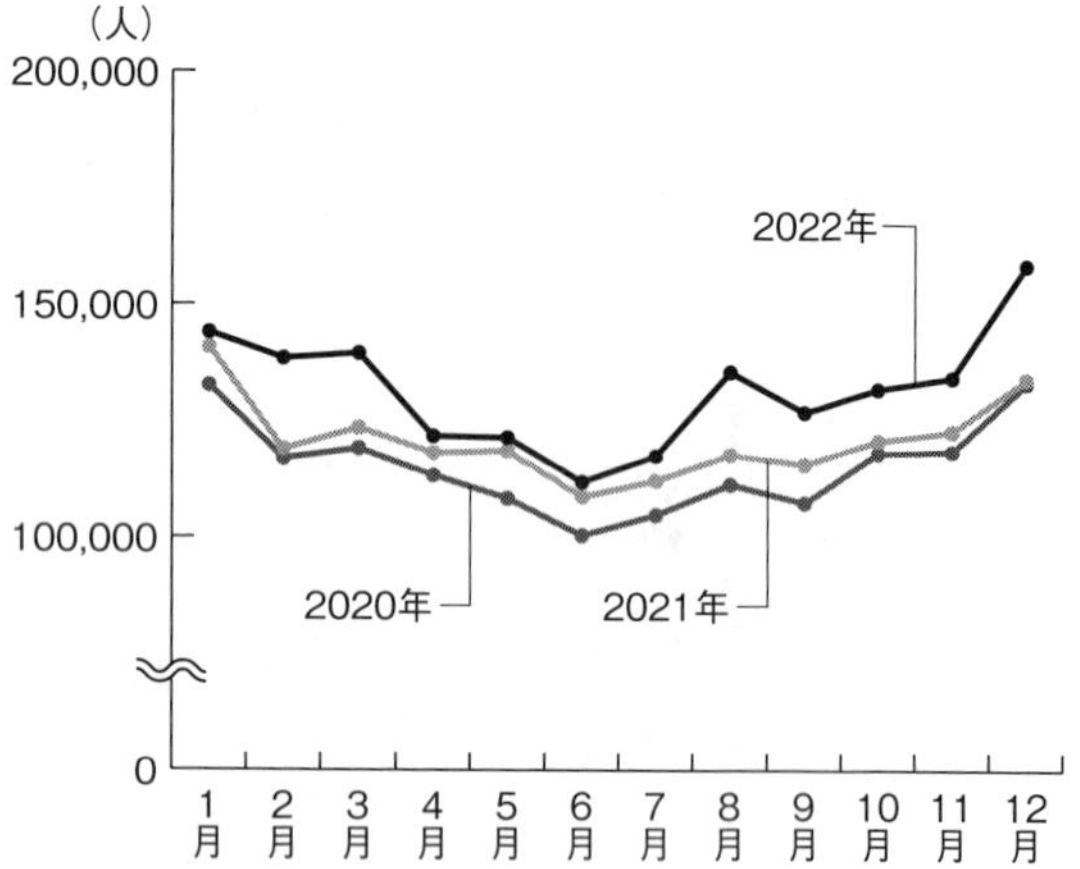

出典：厚生労働省「人口動態統計」速報値

**鳥集**　人口の統計を取るのが仕事なのに。

**藤江**　そうです。おそらく、今月の死亡者数は何人だったと入力してしまいなのでしょう。前年同月と比べて数字がどう変化したのかということまで考えていないのだと思います。それで、この問題は放置できないと考え、ガンガン動画を上げるようになりました。

　とくに、これはいまだに謎なのですが、２０２２年2月と3月の死亡数の増加は全国一律ではなく、地域差がとても大きかったんです。たとえば、関西地方ではものすごく死亡者数が増えていて、東北地方ではそれほど増えていなかった。大阪府の2022年3月の死亡者数が5月2日に公表されました。大阪府では2月に続いて3月も、前年同月比で約25％も死亡者数が「超激増」していました。あまりにも死亡者数が増えていたので、これは地元の方に伝えなければと、急遽5月5日に大阪で講演会を行ったくらいです。秘書時代からご縁のあった地元の政治家に何人も会い、「死亡者数が異常に増えている現状があるから、政治の場でもこの問題を取り上げ、原因を調べてほしい」と伝えました。ところが、反応が薄くて……。重要性を理解してくれていないのか、動いてくれないんです。

**ダディ**　これに関しては毎回言うのですが、政治家にとって国民の命が失われていることと以上に重大な問題はないじゃないですか。政治家の反応が薄いということ自体、意味がわからないんですよ。一体何のために政治家をやっているのかと。

## 過去最高の死亡者数

**鳥集**　そうですよね。そもそもさまざまなコロナ対策は、人の命を守るためにやっているはずなのに。僕も毎月のように人口動態統計をチェックしているんですが、マスコミも含めてほとんどの人が関心を持たないというか、そういう統計の存在すら知らないことに驚きます。

コロナワクチン接種が始まった2021年は前年に比べてトータルでおよそ6万7000人も死亡者が増えました。この傾向は2022年も続き、先ほども話に出た2月は前年同月比で約1万9000人、3月は約1万6000人、そして8月も多くておよそ1万8000人の増加です（いずれも概数値）。

さらに2023年2月末に2022年12月の人口動態統計速報値が発表されましたが、前年同月比で2万4000人以上も死亡者数が増えていた。この結果、2022年は前年に比べておよそ13万人も死亡者が増え、トータルで158万人と過去最多の死亡者数を記録することが確実です。

**藤江**　恐ろしいことが起こっています。

**鳥集**　そもそも、例年の死亡者数というのは前年とそれほど大きく変わらないはずなので、特定の月で死亡者数が急増すること自体がおかしい。これに対してコロナ

**【グラフ3】2021年比の死亡増加数と新型コロナ陽性者数および新型コロナ陽性者の死亡数（2022年）**

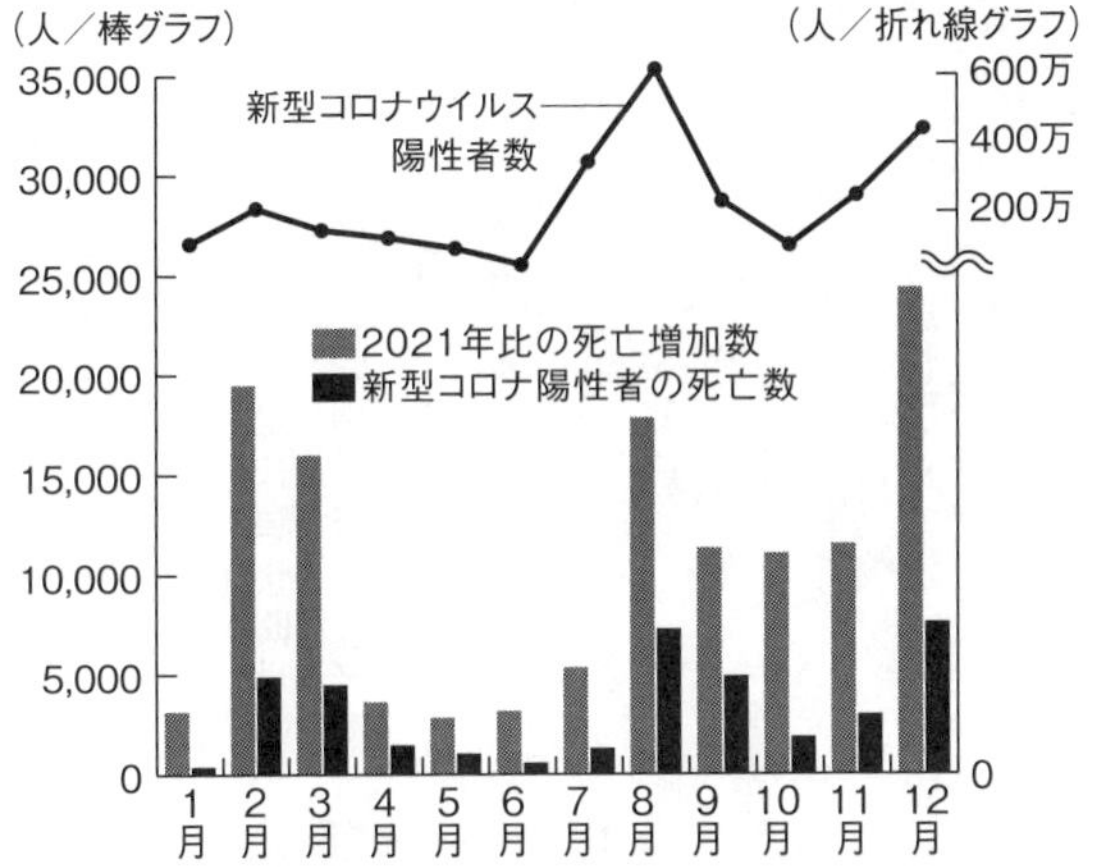


出典：厚生労働省「人口動態統計」速報値、厚労省オープンデータ

ワクチンを推進する人たちには、死亡者数が増えたのはコロナワクチンの影響ではなく新型コロナに感染する人が増えたからだ、実はＰＣＲ検査で陽性と判定されていない多数の「隠れコロナ感染者」がいるからだ、と主張する人が多いのです。たしかに、２０２２年２月と３月は第６波のピーク時と重なっていますし、８月は第７波、12月は第８波と重なっています。藤江さんは、この主張に対してどうお考えになりますか。やはりコロナ感染によって死亡者数が増え

たのか、それともそれ以外の要因が考えられるのか。

**藤江**　僕はコロナ感染が死亡者数増加のひとつの要因にはなったとしても、主たる原因ではないと思っています。たしかに2022年2月、3月、8月など、死亡者が前年比で激増した月はコロナ陽性者の死亡も多い月です。ですが、コロナ感染死だけでは説明できない規模で死亡者数は増えています。それに、2022年10月は新型コロナ陽性者の死亡が比較的少なかったにもかかわらず、全体の死亡者数はかなり増えているんです【グラフ3】。コロナが流行っていない時期でも死者が激増している月がある。その事実だけで、「新型コロナが死亡者増加の原因ではない」と説明できると思うんです。

## 増加する死因を予測できた理由

**ダディ**　あと、注意しなくてはいけないのが「超過死亡」という言葉です。超過死亡というのは、インフルエンザがどれくらい社会に影響を与えているのかを測るためにつくられた指標です。インフルエンザはあまりに多くの人が感染するため、感染者をすべて拾うことができません。また、感染した人全員が医療機関に行くわけでもありません。このように、正確にインフルエンザの影響を測ることは不可能なので、過去の人口統計データから予想される範囲を超えた死亡者数が出た場合に、「インフルエンザの影響によって超過死亡が出た」とすることにしたわけです。

つまり、インフルエンザ流行の実際の影響力を測る一つの指標として、「超過死亡」という概念がWHOから提唱された。超過死亡という概念は流行病のインパクトを示すために使われる言葉なので、超過死亡が云々という言い方をすると新型コロナの影響で死者が増えたという意味に取られてしまう。そのため、超過死亡という言葉はあまり使わないほうがいいんです。

**鳥集**　超過死亡という言葉よりも、前年と比べてどれだけ死亡者数が増えたのか、そしてその中身(死因)がどう変化したのかを分析するほうがいいということですね。実際には、どのような死因が増えているでしょうか。

**ダディ**　2022年2月、3月、8月、10月、12月は、誰が見ても前年同月比で異常な死亡者数増加を示しているのですが、実はこの大異常の予兆のような現象が、コロナワクチン接種が始まった2021年4月から見受けられました。
2021年4月は、これぐらい死亡者が増えるだろうという予測の範囲をすでに超えていました。その4月の死因の内訳が正確に出たのが5カ月後の9月なんですが、2021年8月に行ったライブ配信で、僕は「2つの死因が増える可能性が高いです。外れたら謝ります。循環器系と老衰がおそらく増えるでしょう」と発言しました。これは、ちゃんと動画に残っています（2023年1月末の鼎談時。チャンネル消滅のため現在、動画は残っていない）。

**鳥集**　そのとおりだったわけですが、どうしてわかったんですか。

**ダディ**　動画ではコロナワクチン接種が原因だとは言わなかったのですが、因果関係は不明とされているものの、厚労省に報告されたワクチン接種後死亡事例の死因を調べていくと、心筋梗塞、心不全、脳梗塞、脳出血といった、いわゆる循環器系の疾患が多くを占めていたからです。コロナワクチンは血栓をつくりやすいとか、血管を傷害しやすいということが、その当時からさまざまな研究者によって指摘されていましたよね。

それから、ツイッター上では「身内がコロナワクチン接種後に亡くなったけれど、医師に老衰で処理された」といったツイートが多かったんです。

これは憶測ですが、医師たちは死因を「コロナワクチン」と書くと、あとから面倒なことになりそうだから書きたくないと思っていたんじゃないでしょうか。本当は死因としてコロナワクチンを疑っているのだけど、「死因はどうしますか？」と上司や仲のいい医師に相談すると、「心不全にしておけ」「老衰で」と、そういうやりとりが行われていたんじゃないかと。あくまで憶測ですが、この憶測が当たっていたら、「どんな死因による死亡が今後増えるのか予想できるな」と思いました。

こうしたことから、２０２２年４月以降の異常な死亡者数増加の死因のうち、循環器系と老衰が増えるのではないかと、厚労省の人口動態月報発表前にライブ配信で伝えていたのです。

## 接種回数が増えるたびに接種後死亡の報告数が減る怪現象

**鳥集**　たしかに、コロナワクチンが原因とするといろいろ面倒なことが起きそうですし、厚労省に出す副反応疑いの報告を書くにも手間と時間がかかる。だから、ワクチンと関連付けないで、通常の死亡と同じように扱って処理されてしまう――。そのようにして、報告されていない接種後死亡例が多数存在すると推測されます。

**ダディ**　２０２３年1月20日時点で公表されている接種後死亡の報告数は１９６６件です（同年3月10日公表の報告数は２００１件）。しかし、報告されている接種後死亡数は氷山の一角だと思います。

**鳥集**　これに関連して言うと、藤江さんが最近アップしていた動画を観たのですが、武漢株とオミクロン株（ＢＡ・1またはＢＡ・5）対応の2価ワクチンも出てきたとはいえ、1回目、2回目、3回目、4回目、5回目の接種で、ワクチンの中身が大きく変わったわけではありません。ですから、接種後死亡の報告数も接種回数に応じて一定数あっておかしくないはずなのに、接種回数が増えるたびに接種後死亡の報告数が減るという不可解な現象も起こっています。その話をしていただけますか。

**藤江**　グラフを作ってみたので、これを見てください【グラフ4】。一般向けの初

**【グラフ4】ワクチン接種回数と接種後の死亡報告数**

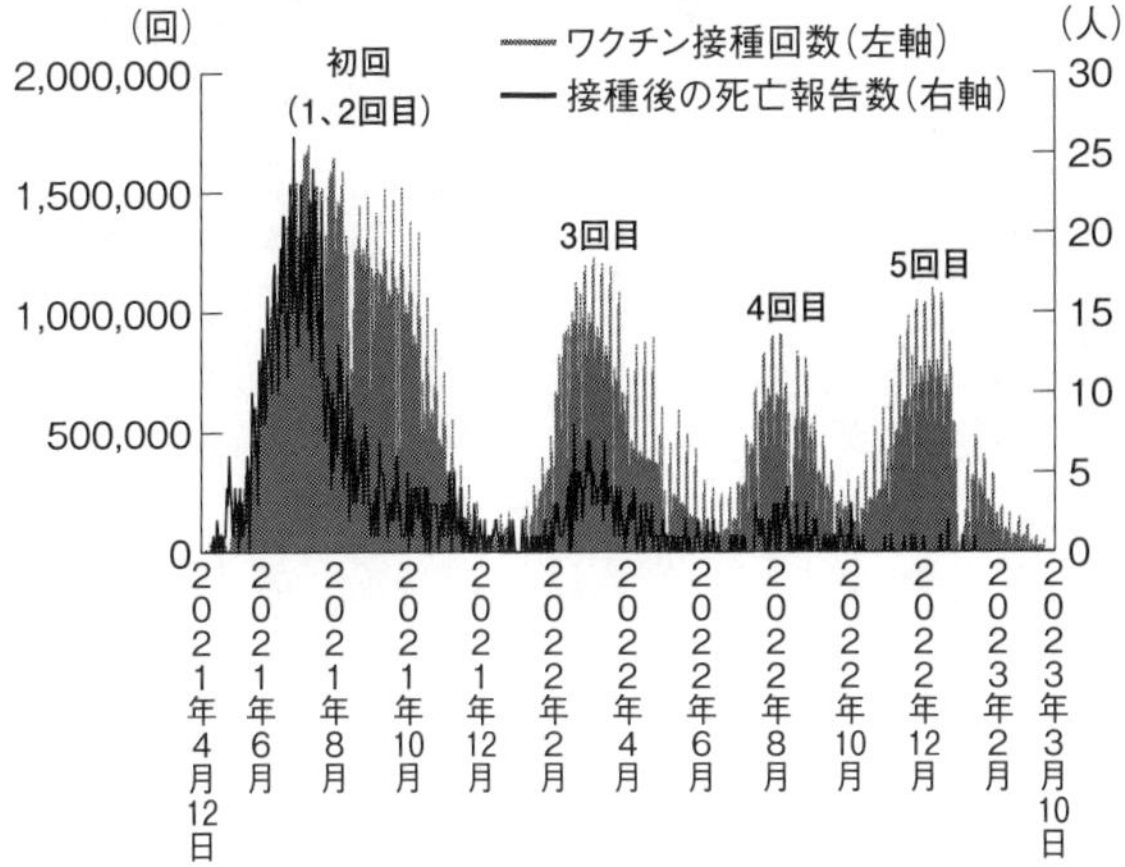


出典：デジタル庁、厚労省「接種後に死亡として報告された事例」

回のコロナワクチン接種が始まったばかりの２０２１年６〜８月あたりは、接種数と接種後死亡の報告数が比例関係にあるんです。接種が増えるたびに、接種後死亡の報告数も増える。

　ところが、３回目、４回目、５回目は、１回目、２回目に比べて、接種後死亡の報告が極端に減る。コロナワクチン推進派は、接種後死亡の報告には、ワクチンを打った直後にたまたま亡くなった人も多数含まれていると主張しますが、だとしたら接種数に比例して接種後死亡の報告数も増えるはずですよね。ところが、接種数が増えているのに接種後死亡の報告数が減っているということは、接種回数が増えるにつれて、報告を上げなくなってきている証しではないかと思うんです。

河野太郎氏は、コロナワクチンの副反応疑いの頻度が、1回目、2回目より3回目のほうが低くなっていると今年1月6日付のブログ（ごまめの歯ぎしり「コロナワクチンに関するデマについて」）に書いていましたが、報告がちゃんと上がってない可能性を指摘することこそ、国会議員の仕事だと思うのです。

**鳥集**　そもそも、接種を重ねるたびに安全になっているのだとしたら、ワクチンの成分が変わっている可能性もあります。国から承認されている医薬品の中身を勝手に変えていいものなんですか。

**ダディ**　もちろん、ダメですよ。

**鳥集**　申請をやり直さないといけないはずですよね。一定の品質でつくらなければならないはずのものが、なぜ急に安全になるのか。あるいは成分を変えていないのに安全になったのだとしたら、人間の体がコロナワクチンに順応するような解明されていない不思議なことが起こったのか。そういうことも説明してくれないと、理解できないですよね。

**藤江**　急に安全になる理由がわからないです。

## コロナワクチン接種数と死亡増加数の「相関係数」は高い

**鳥集**　それと、藤江さんが作ったグラフ【グラフ5】には、接種数と死亡増加数（前年比）の山の形がかなり一致するものがあります。ご自身でグラフを作ってみて、どう思われましたか。

**藤江**　もしかしたら、何か発見があるかもしれないと思ってデータを集め、グラフにしてみたら大して意味のないグラフが出来上がることもよくあるんです。ですが、このグラフができた時は、これほど一致することがあるのかと驚きました。

僕もこの問題を調べるようになって初めて知ったのですが、日本全体の死亡者数は1週ごとにわかるんです。そして、接種数も1日単位でわかります。それを1週間単位に直せば、同じ時期に接種数と死亡増加数がどういう相関関係になっている

## 【グラフ5】3回目接種回数と2021年比の死亡増加数（1週間毎）

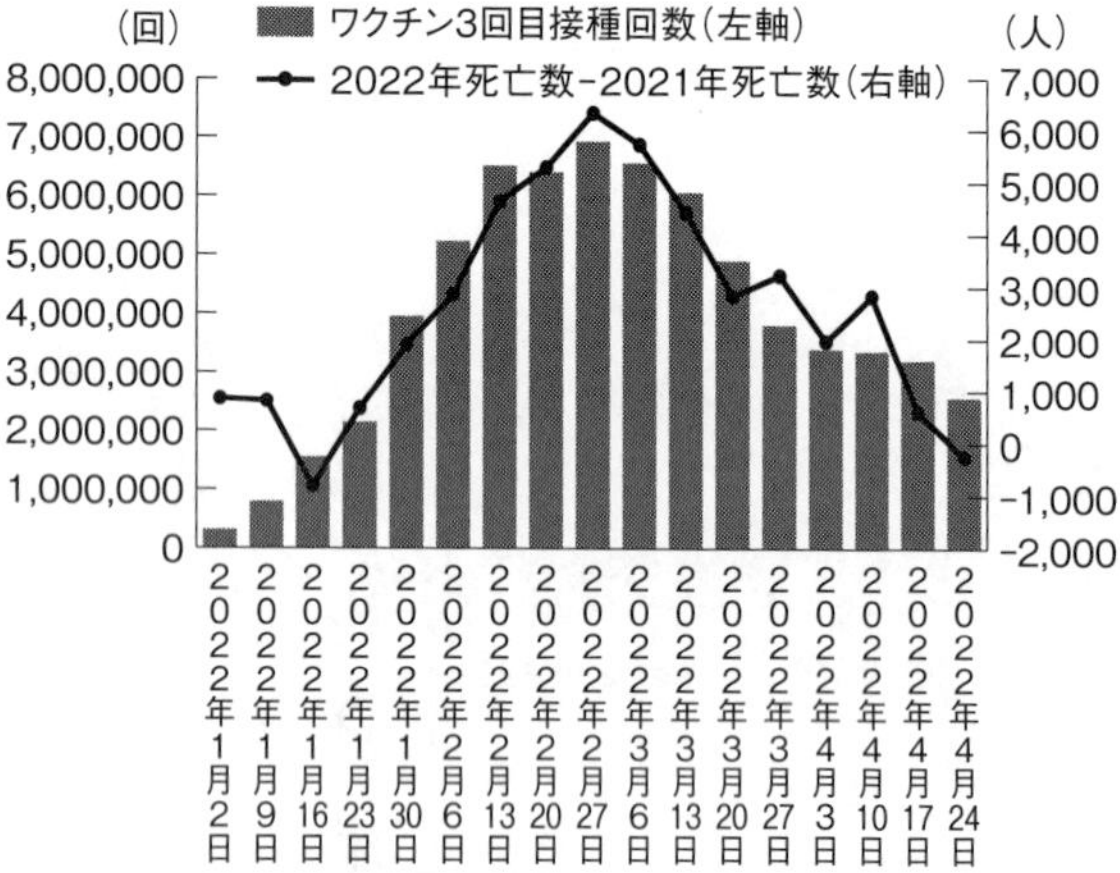


出典：首相官邸、国立感染研究所

かを示すグラフができる。2022年1～4月のグラフを作ってみたら、目を疑うほど山の形が一致した。統計的な専門用語で言うと、データ同士の関連性を示す「相関係数」という数値があり、これが1だと完全に相関関係があることになるんですが、この関係を計算してみると0・897という数字が出た。いかにコロナワクチン接種数と死亡増加数の相関関係が高いかがわかります。

**鳥集**　これに対して、もしコロ

ナワクチンのせいだとしたら接種日と死亡増加数がぴったり一致するのはおかしい、つまり、接種後に即死をしている人がそんなに多くいるはずがないという反論がありました。しかし、藤江さんが接種回数を65歳以上の高齢者に限定してグラフを作り直してみたところ、接種数と死亡増加数の山が少しずれていたんですよね。

**藤江**　そうです。接種数と死亡増加数の山が2～3週間、きれいにずれていました。

**鳥集**　つまり、接種してから2～3週間後に亡くなる方が多かったということですね。

**藤江**　グラフからはそう読み取れます。

**鳥集**　ツイッターでもデータを恣意的に抜き出して、コロナワクチン接種数と死亡者数は関係がないと主張する人がいますが、よく見ると相関係数が低くて、まるで説得力のないデータだったりする。統計の素人を騙《だま》そうとする典型的な手口ですので注意が必要です。

また、相関関係はデータ間に関連性があることを示すだけで、因果関係があることの証明にはなりません。ですから、その点についても誤解のないようにするべきですが、それでもおよそ0・9という相関係数は、非常に関連性が強いことを示しています。

**藤江**　とくに2022年2月と3月は3回目接種のピークで、接種数と死亡者数の増加がほとんど一致しているようなデータになりました。ただ、前年の1回目、2回目接種の時は、同じようなグラフを作っても、コロナワクチン接種数の山の形と死亡増加数の山の形はあまり一致しませんでした。それから考えると、3回目の接種が人体に与えた影響は、1回目、2回目とはケタ違いだったのではないかという仮説も成り立つのではないかと思います。

**鳥集**　そうすると、4回目、5回目のデータが出揃ってくると、その関連性がよりはっきりと見えてくる可能性がありますね。

**藤江**　4回目も、やはり接種の波のあとで高齢者の死亡数が前年比で増えているという関連性が見られました。ただし、3回目と違い接種してから死者が増えるのがもうちょっと遅い感じがあります。5回目のデータも、もうそろそろ出揃って、わかってくると思います。

## ワクチンの可能性があるとは口が裂けても言わない

**鳥集**　先にも言いましたが、国内の死亡者数が増えていることに対して、コロナワクチンを推奨してきた専門家もさまざまな仮説を主張しています。

いちばん言われているのが、オミクロン株になって感染者が増えたのだから死亡者が増えるのは当然だという主張です。コロナ感染が最後のひと押しとなって、衰弱した高齢者や基礎疾患のある人たちがバタバタと死んでいるのだと。また、顕在化している陽性者だけでなく、隠れコロナ感染者が予想以上に多く、それが死亡者を増やしているという主張もよく目にします。

あるいは、コロナ感染のダメージが体に残っていて、そのような人が再び感染したり、別の病気にかかったりして死んでいるのだという主張もよく言われています。さらには、長いコロナ自粛で体が弱ってしまった高齢者が亡くなっている、新型コロナの感染拡大で医療が逼迫《ひっぱく》して、心筋梗塞や脳卒中のような一刻を争う病気に十分対応できなくなり、死亡者が増えているという主張もあります。

これらの可能性も、もちろんあり得るでしょう。しかし、コロナワクチンを推進してきた人たちは、ワクチンが原因となっている可能性があるとは口が裂けても言いません。お二人は国内の死亡者の異様な増加とコロナワクチン接種との間に関連性があると思いますか。

## 身の周りで何人も接種後に亡くなっている

**ダディ**　僕は間違いなくあると思っています。その理由は、僕の身の周りや仕事で得られる情報のなかで、実際にコロナワクチン接種後に何人も亡くなっているからです。まず、僕の会社の20代の後輩がワクチン接種後に不調を訴えたあと、悲しいことに亡くなりました。また、僕が担当している薬局のお客さんが亡くなったり、知り合いの獣医さんが亡くなったりしています。それから、僕に「ワクチン接種後に、突然来なくなった患者さんがいる」と打ち明けてくれたお医者さんもいます。

これは、僕がMRとして担当しているあるお医者さんが渡してくれた資料です。井上正康先生のコラムなんですが、そのお医者さんは僕が「闇のダディ」だと知らないし、全国有志医師の会（ワクチン接種の即時中止を求めている医師、歯科医師、獣医師などが所属している団体）の会員でもないんですよ。

**鳥集**　黄色い線が引いてありますね。

**ダディ**　この線は僕ではなくて、その先生が引いたんです。「これ、井上正康という先生のコラムだから読んで」と、渡してくれた。つまり、コロナワクチンで問題が起こっていることに、気づいているということです。その先生は、「医師会の重役の○○先生がワクチン接種後に突然亡くなった」とも話しておられました。

もちろん自分の周りで、たまたま起こっている可能性もあります。しかし、ユーチューブをやっていると多くの視聴者さんからも似たような話を聞きます。僕のような経験が全国的に同時に起きているとしたら、1年間で10万人を超えるような死者の増加があってもおかしくないはずです。

それが東日本大震災のように限られた地域で何万人と亡くなったとなれば、誰にだって因果関係はわかります。ですが、全国で少しずつ人が亡くなるような状況では、多くの人は気づきませんよね。でも、僕はいろんな人から同じような話を聞いているので、死亡者激増の主因はワクチンのせいだと確信しているんです。

**鳥集**　とくにダディさんは、お仕事柄たくさんの人にお会いするから、そういう話が自然と耳に入ってくるんでしょうね。

**ダディ**　それから、もうひとつ確信を持って言えるのは、先ほど鳥集さんが言ってくれたコロナワクチン推進派の専門家が言っている死亡者数増加の仮説はすべて詭《き》弁《べん》だということです。事前にこうしたことを予測して、公の場で発言できていましたか？　誰にもできませんでしたよね。すべて後付けで強引に説明しているだけです。

僕はこういうことが起こり得ると予測して、一歩先に情報発信をしてきました。接種回数にしても専門家たちは2回で済むなんて話をしていましたが、僕は「3回、4回、あるいは毎年になるかもしれない」「集団免疫はできない可能性がある」と一般国民の本格接種が始まる前から何度も動画で話していました。死因に関しても循環器系や老衰が増えることを、前もって予測できた。それがそのとおりになったのは、自分の仮説・推測が正しかったからではないでしょうか。これに対して、コロナワクチン推進派の専門家たちが言っている理屈は、すべて後付けに過ぎません。

## コロナワクチン推進派の言い分はすべて後付け

**鳥集**　そもそもコロナワクチンを推進してきた人たちは、ワクチンさえ打てば感染も抑えられるし、死亡者も減ると言ってきたはずです。彼らの仮説が正しければ、そうならないとおかしいはずですよね。

**ダディ**　そうです。

**鳥集**　ところが、彼らの言うとおりにはなりませんでした。それに、隠れコロナ感染が死者増加の要因になっているとか、コロナ感染のダメージが残っているとする説に至っては、今になって初めて聞くような話です。第3波や第4波の時には、そういう現象はなかったんですか、と聞きたくなりますよね。

**ダディ**　そうなんです。その時から指摘していましたか、という話なんです。

**鳥集**　高齢者が自粛していたから死亡者が増加したという話にしても、自粛期間がいちばん長かったのは間違いなく2020年のはずです。では、2021年にその自粛の影響はなかったのかと言ったら、そんなはずはありません。なのに、2021年にはほとんど言わなかったことを、死亡者数増加が問題になると、急に言い出す。

**ダディ**　僕らみたいにコロナワクチンを慎重に考えましょうと言ってきたユーチューバーや専門家の方々は、みんな前もって警鐘を鳴らしていました。たとえば宮沢孝幸先生（京都大学医生物学研究所ウイルス共進化分野准教授。『ウイルス学者の絶望』などの著書で、コロナワクチンのリスクを指摘してきた）も、「抗体はいいものばかりでない。抗体依存性感染増強（ADE）があり得るのではないか」「mRNAワクチンの仕組みからして、自己免疫疾患のような副反応が増えるのではないか」とずいぶん前からおっしゃっていました。そして、そう思われるような現象が起こっていますよね。

一方で、コロナワクチン推進派はすべからくあとから振り返って、後付けで一生懸命理屈を探す。そして死亡者が増加している理由を説明するときに、はなからワクチンを除外して考える。その理屈が正しいか正しくないかの議論以前に、ワクチンのことを言わない時点で、不自然極まりないのです。

## ワクチン接種後の死亡者が多いという「体感」

**鳥集**　そのとおりだと思います。藤江さんは、今の死亡者急増はやはりコロナワクチンの影響だと思いますか。

**藤江**　99％そう思います。何万人という単位でコロナワクチンの影響で死者が出ていると考えています。

**鳥集**　どういう根拠で、そう思うのですか。

**藤江**　コロナワクチン接種が多かった時期に、コロナ感染による死亡ではとても説明できない死亡者の増加が起きています。この月はコロナワクチン接種の回数が多いから、死亡者数が増えるのではないかと予測すると、案の定、死亡者数が異常な数値を示していることが多い。そして、接種回数と死亡者数のグラフを作成してみると、強い相関関係が出るのは先に言ったとおりです。

また、全国を講演会などで回ると、「自分の身内がコロナワクチン接種後に亡くなった」「コロナワクチン接種後に亡くなった知人が何人もいる」といった情報をたくさんの人が教えてくれる。もちろん、僕の講演会はコロナワクチンに懐疑的な人が集まっていますから、バイアス（情報の偏り）には注意しなくてはいけません。でも、ワクチン接種後に死亡したり体調不良になったたという情報がこれでもかというぐらい耳に入ってきますので、異常なことが起きていることは間違いないと感じます。

**鳥集**　私もそうです。講演のたびに、「身近でワクチン接種後に亡くなった人を知っていますか」と会場の人たちに聞くのですが、当初よりも手を挙げる人がどんどん増えて、今では会場の7～8割の人が手を挙げる印象があります。

**藤江**　そうですね。全部コロナワクチンのせいだと思い込んではいけませんから注意しながら聞くんですが、手を挙げる人があまりにも多いので、コロナワクチンによって死ぬ人がたくさんいると思わざるを得ないんです。

　そして、ほとんどのマスコミは一切それを報じない。ユーチューブでコロナワクチンに不都合な動画を上げると消されてしまう。だからこそ、逆にこのワクチンが水面下でとんでもない事態を引き起こしているのでは、と考えてしまいます。

**鳥集**　そうですよね。不都合な真実を発言させないようにしているとしか思えないです。

**藤江**　それがかえって自分の考えを補強する材料になっているんです。

## 陽性者の接種歴データ取得の中止にワクチン推進派は無言

**鳥集**　専門家が後付けの理屈でいろんなことを言っていますが、最初からコロナワクチンの接種者と非接種者を登録して、属性（性別、年齢、健康状態、学歴、職業、収入など）をマッチさせたうえで、その後の入院率や死亡率などをフェアに比較すれば、ワクチンの影響で死亡者が増加しているのかどうか明確に分析できます。

しかし、政府も厚労省も最初からそうした調査をしようとしない。医学界も医師会もワクチン推進派も、死亡者増加の真相究明をすべきとは言わない。そのような人たちに、「死亡者増加はコロナワクチンのせいではない」と言われても、まったく信用ができません。

**ダディ**　国はコロナ陽性者の登録システムＨＥＲ－ＳＹＳ（ハーシス）を運営していますが、医療機関や保健所の業務が大変だという理由で、２０２２年9月に入力情報を簡略化することにし、陽性者の全数把握と接種歴データの取得をやめてしまいました。ですが、コロナ陽性者のワクチン接種回数は絶対に外してはいけない情報でした。ここは大事なポイントですが、本来ワクチン接種を勧める側は、この方針に強く反対しなくてはいけなかったんです。

なぜかというと、彼らの言うとおりならコロナワクチンには効果があるはずですよね。それを証明するためにもワクチンの接種回数だけは省略してはダメなんです。彼らの言い分だと、接種後に抗体が下がったとしても、ブースター接種すればまた抗体が上がって効果が戻るはず。接種回数のデータこそが、ワクチンの効果を示す最重要なファクターではないですか。

それなのに、接種回数のデータ取得を省略することに、なぜコロナワクチン推進派の人たちは反対しなかったのでしょうか。彼らは「ワクチンを何度も接種している人のほうが重症化しないし、死なない」と言いたいんですよね。接種回数別の重症化率や死亡率を出せば、それが証明できるわけですから、むしろちゃんとデータを取るように政府や厚労省に強く要求しなくてはならない。それなのにどうして、強く言わないのでしょうか。

**鳥集**　矛盾していますよね。そもそもHER－SYSのデータ解析については、2022年5月に、ワクチン接種歴不明の人を未接種者として扱うという「不正」と言われて仕方がないような処理をしていたことが発覚しました。小島勢二先生（小児科医。名古屋大学名誉教授。ワクチンの安全性と有効性に懐疑的な主張をしている）らの指摘でこの事実が明らかになり、接種歴不明の人を除いて解析すると一部の年代では未接種者より接種者のほうが陽性率が高いという、逆の結果になって大きな問題になりました。

藤江さんは国会議員の秘書をされていましたから、国の統計の重要性をよく理解されていると思いますが、この問題に関してどう思いますか。

## 詐欺的データと無責任な政府

**藤江**　大問題だと思っています。未接種者の陽性率を高く、接種者の陽性率を低く見せかけて、それを根拠のひとつに、「だからワクチンを打ってください」と政府は言っていたわけですから。僕は「捏造《ねつぞう》」と言っていいのではないかと思っています。それに、未接種者から接種歴不明者を除外した正確な陽性者のデータを取得し、解析を続けていれば、もしかすると全年代で接種者のほうが陽性率が高いという結果になったかもしれない。それどころか、接種回数を重ねるほど陽性率も高くなるといった結果すら出ていたかもしれない。いよいよ、そういうデータが出るかなと思ったところで、2022年9月から解析結果の公表をやめてしまった。とてもおかしな話だと思います。

**鳥集**　このまま続けたら、不都合な結果が出かねないからデータの取得をやめてしまったのではないかと疑わざるを得ないですよね。

**藤江**　実は、静岡県浜松市が接種歴不明者のない接種歴データをずっと出していたんです。それを見ると、2回目、3回目接種者のほうが、未接種者より陽性率が高い傾向が見えていました。ところがこちらも2022年8月で公表をやめてしまった。

**ダディ**　陽性者の接種歴データを出し続けたらワクチン接種推進派には不都合だか

ら、やめたのだと思ってしまいますよね。

**鳥集**　そもそも民主主義国家においては、国の統計は政策を決定するための非常に重要な役割があります。国民の代表である国会議員は統計データに基づいて政策を提案すべきですし、専門家やマスコミも統計データに基づいて政府や政治家の間違いを指摘して、権力の暴走を止める必要がある。そこに捏造や隠し事があれば、民主主義国家の根幹が成り立ちません。だから、統計データの不正は絶対に許してはいけないのに、野党政治家もマスコミもまともに怒らない。これについて、どう思いますか。

**ダディ**　日本という国は、そのレベルにまで落ちてしまったんだというのが本音です。厚労省が2021年10月のパンフレットに載せた100万人あたりの心筋炎の頻度を示したグラフにしても、本来はコロナワクチン接種者と非接種者とで比較しなければならないのに、「コロナワクチンを接種した場合」と「コロナにかかった場合」という、まったく違う母集団同士で比較して、あたかもコロナ感染後の心筋炎のほうが多くて、コロナワクチンの心筋炎はまれであるかのように見せかけていたわけじゃないですか。

あれも「詐欺」と言うべきひどいグラフでした。結局、これらの詐欺的資料をひっそりと非公開にするわけですが、政府も厚労省もそれらの間違ったデータを引っ込める時に、なぜ何も説明しないのでしょうか。HER-SYSの解析結果にしても、心筋炎のグラフにしても、ワクチン推進派の専門家たちがネット記事やテレビでコロナワクチンが安全である根拠として利用していたものですよ。それなのに、専門家たちからも「間違っていました」という言葉がまったく聞かれない。政府も専門家も無責任としか言いようがありません。

# 第三章　政治家と専門家たちの欺瞞

## 井上正康vs.岩田健太郎の仮想対決

**鳥集**　この章では、間違ったことや無理筋の理屈を言い続けて謝罪もしない専門家や政治家の責任を問いたいと思います。

ダディさんの動画で印象的だったもののひとつに、新型コロナワクチン（以下、コロナワクチン）推進派の医師たちと慎重派の医師たちの主張を戦わせる企画がありました。どうしてあのような動画をつくったのか、そして、それをやってみてどう感じたのかお話いただけますか。

**ダディ**　あの企画には明確な目的がありました。視聴者のみなさんがどうしたら一歩でも真実にたどり着けるのかを考えたときに、主張がまったく異なる専門家同士を僕の意見なしに戦わせることが、一つの大きな学びになるのではないかと考えたんです。

そのために、僕はコロナワクチン接種に慎重な立場である井上正康先生の『本当はこわくない新型コロナウイルス』（方丈社）と、コロナワクチン推進派の岩田健太郎先生（感染症専門医。神戸大学大学院医学研究科教授）の『丁寧に考える新型コロナ』（光文社新書）という同時期に出版された（2020年10月）本の主張を、お二人になりきって対比させました。その際に一番大事だと思ったのが、井上先生と岩田先生のどちらかに肩入れして視聴者を誘導しないことです。そのために、お二人がいちばん言いたいことをお二人の立場になりきって、できる限りわかりやすく示しました。そのうえで、「視聴者のみなさん、どちらの言い分が正しいと思いますか」と問いかけたのです。

**鳥集**　その結果、どちらが勝ったんですか。

**ダディ**　視聴者のみなさんのコメントを見ると、100対1くらいで井上先生の圧勝でした。

**鳥集**　どうして井上先生が圧勝したと思いますか。

**ダディ**　井上先生の話は理屈が通っていたからだと思います。日本人の新型コロナ感染症による被害が少なかった理由として、井上先生は3つの仮説を立てています。

まず、新型コロナ感染症が日本にやってきた2020年初頭、日本はまだ水際対策を行っておらず、海外からの旅行客を受け入れている状態でした。春節（中国のお正月。２０２０年は1月24~30日）だった中国の観光客が１００万人単位で当時、日本にやってきていたんです。その時にS型やK型と呼ばれる弱毒系の新型コロナが日本に入ってきて蔓延《まんえん》した。被害が大きかった欧米ではいきなり強毒系（L型やG型）が拡がったのに対し、多くの日本人はまず弱毒のコロナを浴びた。つまり、これはもうワクチンを打ったのと同じような状態にあるというのが1点目です。

次に、もともと日本には土着の4種類のコロナウイルス（どれも風邪ウイルス）があり、そのうちのひとつは新型コロナと同じくＡＣＥ２受容体と結合するタイプだった。つまり、多くの日本人は新型コロナと似たタイプのウイルスによる風邪を罹患した経験があった。そのため、新型コロナに対しても交差免疫ができた可能性がある、というのが2点目です。

最後にＢＣＧ仮説です。日本人は結核の予防のために大多数の人がＢＣＧ接種を受けています。ＢＣＧ接種を続けている国では、なぜか新型コロナの感染者や死亡者が少ないと指摘されてきました。日本人の多くもＢＣＧのおかげで、新型コロナの感染や重症化を免れているというのが3点目です。

**鳥集**　どれも当時から言われていた有力な仮説ですよね。

**ダディ**　井上先生はこの3つの仮説をもって、だから日本人は被害が少ないんだという主張を展開していた。一方、岩田先生の主張は、「新型コロナは水のようなもの」ということをおっしゃっていました。水はコップ一杯ではどうというものでもない。ところが激増すると洪水や津波のようなものとなり、お手上げ状態になる。感染者が多ければ多いほど重症者が増え、重症者が増えると死亡者が増える。日本で新型コロナの被害が少なかったのはたまたま感染者が少なくて運がよかったからだ、一歩間違えれば、欧米のようになっていた――。ぎゅっとまとめるとそのような主張でした。

そして、その頃から二人ともコロナワクチンに対する見解を述べていましたが、井上先生は様子を見ながら、接種するかどうかは慎重にすべきだという立場。岩田健太郎先生は推進すべし、という立場で明確に異なっていました。

**鳥集**　岩田先生は接種が始まる前からコロナワクチンに期待されていたんですね。

**ダディ**　最初からものすごく期待されていましたね。一方で、高橋泰先生や井上先生のように、新型コロナがそれほど恐ろしいウイルスではないという立場の専門家は、当初からコロナワクチンには慎重でした。重症化リスクが低いのであれば、そもそもワクチンを打つ必要はないわけですから。

## ワクチン慎重派の予測がことごとく現実に

**鳥集**　今のダディさんから見ても、慎重派の専門家のほうがずっと真っ当なことを言ってきたと評価できるということですね。

**ダディ**　そう評価しています。なぜなら、彼らが当初から言ってきたことがことごとく当たっているからです。とくに井上正康先生は「インフォデミック（さまざまな情報が入り乱れて急速に拡散していくことで社会が混乱すること）」という言葉を使って、不適切な情報こそが我々に悪影響を与え、社会を混乱させかねないと2020年3月の段階で注意喚起していたんです。みなさんも思い出していただければと思いますが、2020年3月といえばコロナ騒ぎの超初期ですよ。

**鳥集**　井上先生の3つの仮説は、要するに日本人は最初から新型コロナに対する免疫を持っていたのではないか、ということですよね。iPS細胞の研究でノーベル生理学・医学賞を受賞した山中伸弥先生（京都大学iPS細胞研究所名誉所長・教授）も当初、「日本人には新型コロナによる感染者や死亡者が少ない要因となっているファクターXがあるのではないか」と発言されていました。

ところが、コロナワクチン接種が始まって以降、陽性者は増え、死亡者も増えました。つまり、せっかく持っていたファクターXのアドバンテージを日本人は失ってしまったように見える。これに関してコロナワクチンに懐疑的な専門家の方々は、ワクチン接種を繰り返したことで、かえって感染しやすくなったのではないかと主張しています。その根拠とされている主な仮説が以下の3つです。

一つは、コロナワクチンがウイルス感染を防御するのではなく、かえって感染させやすくする「ADE（抗体依存性感染増強）」を引き起こしているのではないかという「ADE」説。二つ目は、このワクチンは一時的に免疫を抑制するという研究がありますが、それによって感染症やがんなどの病気になりやすくなっているのではないかという「免疫抑制」説。最後に、同じ抗原（コロナワクチン）での刺激を繰り返すことで、それに対応する抗体しかできなくなり、変異したウイルスに対応する抗体ができなくなるという「抗原原罪」説です。

こうした説について、ダディさんはどう考えていますか。

**ダディ**　今の日本の現状をみると、すべて現実となっている可能性が非常に高いのではないでしょうか。今、鳥集さんがお話されたような説は、ワクチン慎重派の複数の専門家の方々がかなり前から警鐘を鳴らしていたことばかりです。だから、「ワクチン慎重派の先生方がおっしゃっていたとおり陽性者や死亡者が増えた」と思っています。現在、梅毒や帯状疱疹、それから急速に進行するがんや自己免疫疾患になる人が増えているといわれていますが、これらもワクチン慎重派の専門家のみなさんが当初から懸念されていたことです。こういった点でも、慎重派の先生方のほうが信頼できると僕は思っているんです。

## 死亡者の激増には絶対に触れない推進派

**鳥集**　藤江さんは、コロナワクチン推進派の専門家たちの言動を見てきて、どのように評価していますか。

**藤江**　どんな話をしていても、とにかく最後はコロナワクチンを打たせたいがために論理展開をしているようにしか見えません。新型コロナは怖い感染症だという前提を決して変えない。そして、オミクロン株になって弱毒化したといわれているのに感染力が強いから死者も増えていると強調して、不安を煽り続けている。

一方、コロナワクチンの副反応については、熱、頭痛、倦怠感などが出ても数日で治りますとしか言わない。効果に関しても、十分な根拠もなくメリットがデメリットを上回ると断言する。新型コロナは怖いのにコロナワクチンは怖くない――言っていることがとても偏っているとしか僕には思えません。

製薬会社が関係する医学論文の内容だけでなく、日本の現状を見てほしいと思います。今、日本は大変な状況になっているんです。さんざん言ってきましたが、この2年間で、国内の死亡者が激増しているわけです。命を守るためにやってきたコロナ対策だったはずなのに、コロナワクチンの影響かどうかは別としても、とんでもない数の命が失われていることは紛れもない事実です。コロナワクチン推進派の専門家たちも、命を守るために情報発信してきたわけですよね。ですが、そこには絶対に触れようとしない。

**鳥集**　これに関して大きな問題だと思っていることがあります。僕が医療取材を始めた１９９０年代末、25年ほど前から、医学界ではエビデンス・ベースド・メディスン（Evidence Based Medicine）という言葉が盛んに使われるようになりました。ＥＢＭと略されて、日本語では「科学的根拠に基づく医療」などと訳されます。

それまで、医学医療は先輩たちから受け継がれてきた伝統的な知識や技術、そして医師個人の経験などに基づいて施されてきました。しかし、実際に臨床試験をやってみると、こうした伝統や経験に基づく医療のなかには効果がないものや、かえって逆効果になるものもあることがわかってきた。そこで、科学的に信頼性の高い方法で行われた臨床試験によって安全性や有効性を検証し、そのエビデンス（証拠）に基づいて医療を選択するべきだという反省が生まれ、ＥＢＭが提唱されたんです。

しかし、今回のコロナ騒ぎで見えてきたのが、そのエビデンスと現実との乖離《かいり》です。今回のコロナワクチンは、臨床試験で95％の発症予防効果があると論文で報告されましたが、実際には時間とともに効果が低下し、およそ3～4カ月で抗体が落ちるという理由でブースター接種が推奨され、日本ではわずか2年足らずの間に5回目の接種まで実施されました。

現実の国内の統計を見ても、ワクチン接種が繰り返されたあとのほうが、陽性者数、コロナ感染死数、そして国内全体の死亡者総数は増えてしまった。ワクチン推進派の専門家たちは、論文に載ったエビデンスを盾に接種推奨をやめなかったわけですが、現実に起こったことを見ると、むしろそうしたエビデンスを鵜呑みにすべきではなかったと思うのです。

## 「エビデンスバカ」という病

**藤江**　おっしゃるとおりです。問題はそこなんです。

**鳥集**　論文で示されたエビデンスと現実がこんなにも違うわけですから、むしろ専門家ならばエビデンスのほうに問題があるのではないかと考えるべきではないでしょうか。ワクチンメーカーは臨床試験を実施する医療機関に研究費を提供したり、ワクチン推進派の専門家たちにコンサルタント料や講演料を支払ったりしています。そうした「利益相反」と呼ばれる金銭的なつながりによって、臨床試験のデータや結論が歪められていないか、現実と乖離した結果になっていないかを厳しく問うことこそが、ＥＢＭに立脚する医学研究者の責務だったと思うのです。

ところが、当初からこのワクチンに懐疑的だった人たち以外に、そのような動きは見られませんでした。それどころか医学研究者の多くが、現実に起こっていることから目を逸らそうとしているようにしか僕には見えません。

**ダディ**　僕も心底そう思います。結局、どちらの専門家の主張を信じられるかという話なわけです。コロナワクチン推進派も慎重派も、どちらもエビデンスを持ってきて主張を展開するのですが、たとえば井上正康先生や内科医の端くれさん（匿名でツイッター発信している都内勤務医）のような慎重派の人たちは、科学的な根拠はもちろん大事だと言うのですが、言ってみれば人間の体は「小宇宙」であり、未知の領域がたくさんある、だから、科学的にはこう言えるけれど、それが必ずすべてに当てはまるとは限らない、これから何が起こるかわからないから謙虚であるべきだという前提で主張を展開するんです。

そのような人間としてのバランス感覚がある専門家のほうが、信頼に値すると僕は思います。ところが、ワクチン推進派の先生たちは、「WHOが推奨している」「CDCがこう言っている」「権威ある医学誌の論文に書いてある」、だから絶対だと言わんばかりに接種を押し付けてくる。少数のエビデンスをもってすべて正しいと鵜呑みにすることは、僕は危険だと思います。

## 誰も責任を取ろうとしていない

**鳥集**　神戸大学で経営倫理を教えている國部克彦さん（神戸大学大学院経営学研究科教授）が、哲学や倫理学の知見を踏まえて『ワクチンの境界　権力と倫理の力学』（アメージング出版）という本を書かれています。その中で強調されていることのひとつが、科学はあくまで方法論だということです。科学的なデータとは、現実に起こった事象や介入の効果を説明するために、適切な方法によって得られた客観的な数値や情報のことですよね。ただし、そのデータ自体が意味を持っているわけではありません。そのデータを意味づけるのは、あくまで人間や社会です。

たとえば、コロナ感染死が一日500人を超えたというデータを見たときに、一日に500人も死ぬ怖い感染症だからできるだけゼロコロナを目指すべきと考えるのか、それとも500人といっても平均寿命に近い人たちが大半だから、そのリスクを社会として受け入れるべきと考えるのかは、あくまで人間であり、もっと言えば社会を統御する政治家の仕事であるはずです。

ところが今回のコロナ騒ぎでは、政府のコロナ対策分科会の専門家や感染症専門医、医学会、医師会の人たちが、そうした数字の意味づけを行ってしまった。新型コロナは怖いウイルスだから「人流を抑制すべきだ」「マスクをつけるべきだ」「ワクチンを打つべきだ」とやってしまった。本当は、彼らの言いなりになるのではなく、データに基づいて社会的リスクをどこまで許容するか、社会経済活動とのバランスを取りながらどこまで対策するのかを決断し、それを国民に説明するのが政治家の役割だったと思うのですが、どう思いますか。

**藤江**　おっしゃるとおりで、政治家にはデータを見て自ら決断する能力が必要です。

それなのに「専門家の会議でこう決まったからそうします」などと話すだけで、それ以上のことは言わない。一方、専門家のほうも、時に政治家の批判はするけれど、自分たちの助言が正しかったかどうかを検証することはしない。要は、お互い責任を取らない。政治家は専門家が決めたから、専門家は政治家が決めたからと、逃げてばかりです。

**鳥集**　藤江さんは14年間、国会議員の秘書をされていました。なぜ政治家は自分でリスクや責任を負おうとしないのだと思いますか。

**藤江**　結局、国民の生活や健康という観点より、関心事は自分の立場、すなわち自分の次の選挙なんです。そのためには無難であるべきで、いいことをするよりも、むしろ何もしないことが議員たちにとって大切なんです。とくに現職の議員たちはその傾向が強い。何かアクションを起こして問題が発生してしまったら、次の選挙で受かる確率が低くなりますから。

**鳥集**　政策的に大失点を犯してしまったり、スキャンダルに発展したりするほうが、彼らにとっては怖いということですか。

**藤江**　それだけでなく、政治家は自分の考えで動くこと自体を恐れていると思います。自分の考えで動くと自分が責任を負うことになります。さらにこれまでにない何か新しいことをやる場合には、前例がないゆえに必ず反発が起こるものです。反発は次の選挙における反対勢力になりかねない。だから、結局、何もしないほうがいいという空気が政界にはありますね。

## 何もしないほうが長く政治家でいられる

**鳥集**　少しコロナワクチンの話から離れますが、教育現場ではずっと子どもたちにマスクと黙食をさせてきました。子どもが常時マスクをつけることは、言葉の獲得やコミュニケーションの発達、思春期の青少年の心理などに悪影響を及ぼしかねないと脳科学の研究者などからずっと指摘されてきました。

黙食にしても、大人は居酒屋でマスクを外して騒いでいるのに、子どもたちには黙って給食や弁当を食べろと言うのは、なんと破廉恥なことだと私も訴えてきました。でも、これらのことを聞いたとしても、政治家の多くが教育現場でのマスク着用や黙食をやめようとは言わない。やはりこれも、政治家が主張するとリスクになってしまうということですか。

**藤江**　そうですね。教室でのマスクや黙食をやめると、感染を広げてしまうと反対する人が出てくるでしょう。そういった賛否があるところに突っ込んでいく度胸のある政治家はそうそういないと思います。それだけに、この逆風のなかでコロナワクチンのリスクをいち早く伝えてきた政治家には信頼できる人が多いとみています。

**鳥集**　歴史をさかのぼれば、国の存亡がかかっている幕末のような時には、勝海舟、坂本龍馬、西郷隆盛、桂小五郎、吉田松陰といった、自分が殺されるリスクを背負ってでも世の中を変えようとする人物が現れました。それを考えると、今の日本の政治家は本当に情けないですよね。岸田首相なんて、「検討します」ばかり言ってなかなか実行しないので、「検討使」などと揶揄《やゆ》されています。

**藤江**　政界の格言のようなものかもしれませんが、「何もしないほうが長く政治家でいられる」と言われています。

**ダディ**　そんな格言があるんだ（笑）。

**鳥集**　政治のそうした面に藤江さんは絶望したんですね。

**藤江**　そうです。新しい地域づくりをしたいという思いで議員秘書になったのですが、新しいことにチャレンジしようとする政治家はほとんどいない。結局、僕は政界に全然馴染めませんでした。

## 謝罪する人間が誰一人いないディストピア

**鳥集**　政治家だけでなく、専門家たちも問題だと思うのは、やはり何も責任を取ろうとしないことです。国民の大多数がコロナワクチンを2回接種したにもかかわらず、集団免疫ができなかったどころか、総死亡者を増やす結果になってしまったわけですが、もしもこれがコロナワクチンの影響だったとしたら、このワクチンによって重症化を防げるといって接種を推奨してきた人たちは刑事責任を問われかねないほどの重大事を犯してしまったことになる。もしワクチンが原因ではなかったとしても、感染対策が間違っていたために、死亡者が増えてしまった可能性は大いにあり得るわけです。それなのに、専門家たちは責任を取らないどころか、自分たちがやったことの反省すらしていない。

**ダディ**　まったくもってそうですね。

**鳥集**　死亡者増加の原因が医療逼迫だったとしても、この件はコロナ禍当初からずっと問題視されてきたわけで、解決できなかった政治家や医師会にも責任があるはずです。また自粛が長引いたせいだとしても、高齢者が引きこもり続けるとフレイルといって、心身が弱って要介護率や死亡率が高まると当初から指摘されてきました。今になって言われ出した隠れコロナ感染原因説にしても、それがどの程度あって、どの程度死亡に寄与しているのかという研究すら行われてこなかった。

問題が指摘されていたのに、ほとんど何も解決しようとしなかった、いわば不作為の罪もあるのではないでしょうか。感染対策に関わった政治家や専門家には、間違いを認め、責任を取らなくてはならないことがたくさんあるはずです。それなのに、自分から「間違いでした」「ごめんなさい」という人は一人もいません。

## 罪深きワイドショー

**ダディ**　自分の言動を振り返るどころか、いまだにワイドショーに出てコロナワクチンなどに関してコメントし続けている専門家もいます。僕はワクチン推進派の専門家のなかでも、とくにワイドショーに出ている医師は罪深いと思っています。

日本社会の「コロナワクチンを打たなくてはいけない」という空気をつくり出した大きな要因のひとつはテレビ、とくにワイドショーです。『羽鳥慎一モーニングショー』（テレビ朝日系列）や『情報ライブ　ミヤネ屋』（読売テレビ系列）などのワイドショーを、何気なく見ている人が多いのではないでしょうか。なかでも年配の人たちは、このような番組のコメンテーターや司会者の言うことを深く考えることもなく聞き、「新型コロナは怖い」「コロナワクチンは打ったほうがいい」と思ってしまう。そうやって、社会の空気が醸成されている側面は無視できませんので、いまだにテレビに出て新型コロナの不安を煽ったり、コロナワクチンを推奨したりする医師がいちばん罪深いと思うんです。

製薬業界では、医師に支払う講演料やコンサルタント料は公開しなくてはならないルールになっています。しかし、テレビ出演料はそこに含まれていません。専門家のなかには製薬会社より、テレビからの収入のほうが多かった人もいるはずです。

**鳥集** テレビに出演し続ければ相当なお金になるでしょうね。

**ダディ** そのような人たちが誤った発言をし続け、多くの人たちをコロナワクチン接種に誤導したにもかかわらず、謝罪するどころかいまだにテレビに出演し続けている。なぜそんなことが許されているのか。政界と医学医療界とメディア業界が三位一体になって新型コロナの不安を煽り、コロナワクチン接種を推進している状況こそが、強烈なミスリードを生み出す原因だと考えています。

## 間違いを認めて路線変更した勇気ある医師

**鳥集** 主要なテレビ局は新型コロナの恐怖を煽り、コロナワクチン接種推進に加担してきました。もしコロナワクチンで薬害が起こっていることを認めたら、自分たちにも責任が及ぶかもしれません。それだけに、専門家だけでなくテレビ局の人たちも謝ることができないのでしょう。

**ダディ**　そうですよね。たとえば長尾和宏先生（兵庫県尼崎市の長尾クリニック名誉院長）や私の知っている看護師さんもそうなのですが、最初はワクチン接種に携わっていたわけです。でも、途中で「やっぱりこれはおかしい」と気づき、今では接種中止を求める立場になっている。

その結果、長尾先生はワクチン推進派からも反対派からも責められることになったのですが、間違いを認めて路線変更することはよっぽど勇気がいることで、僕はとても立派だと思います。でも、テレビに出て煽ってきた人たちが今さら引き返すのは不可能に近いでしょう。

**鳥集**　それは政治家も同じですよね。謝ってしまったら、政治生命が終わってしまう可能性もあります。

**藤江**　たぶん謝らずにうやむやにしておけば、国民がいつか忘れるだろうという考えを上の方々は持っていると思います。

**ダディ**　とにかく、僕は責任を取るべき人が2種類いると思っています。ｍＲＮＡワクチンのことなんてわかりもしないのに、ワクチンがいいものだと思い込んで勧めてしまった人。これは政治家に多いでしょう。そして、本当は打たないほうがいいとわかっているのに打つのを勧めた人。専門家のなかにもいるはずです。当然、後者のほうが僕は罪深いと思っています。罪深いどころか「非道」とすら言えるでしょう。

## 厚労省や医療記者は「薬害の歴史」を知っているはず

**鳥集**　そういう意味では、僕は厚生労働省の罪はものすごく大きいと思います。国および厚労省は過去に何度も薬害裁判の被告になっています。ですから、少なくともベテランの医系技官（医師や歯科医師の免許を持っている行政官）や薬系技官（化学、生物、薬学などの基礎知識を背景とした技術系の行政官）は薬害の歴史を知っているはずです。

厚労省の敷地内には、薬害エイズ事件を反省して薬害を二度と繰り返さないという決意を銘記した「誓いの碑」（1999年8月）が設置されています。それには「サリドマイド、スモン、HIV（薬害エイズ）のような被害を再び発生させることのないよう医薬品の安全性・有効性の確保に最善の努力を重ねていく」と刻まれています。にもかかわらず、コロナワクチンで同じことを繰り返した。

**ダディ**　何倍もの規模ですけどね。

**鳥集**　そうです。絶対に厚労省の人たちも「これはマズいことが起こっている」とわかっているはずです。わかっていなかったとしたら、これまで何を学んできたのかと言わざるを得ない。

それに、薬害を繰り返さないために、医薬品医療機器等法や臨床研究法などの法律ができて、かつてより厳しく医薬品の安全性・有効性を検証するようになったはずなんです。それなのに、今回のワクチンだけでなく、コロナ治療薬も含めて、緊急承認とはいえ審査がすごく緩くなった。そうした前例をつくってしまったために、ほかの医薬品の臨床試験や審査もどんどん甘くなるのではないかと危惧しています。

**ダディ**　製薬会社も規制が緩んでいくことを望んでいると思います。

**鳥集**　医薬品の安全性・有効性の評価が緩くなってしまったことを、国民の命を守るのが使命であるはずの政治家たちが、ほとんど問題視しないことも腹立たしい。

主要なマスコミにも医療記者が何人もいる。ベテランの医療記者ならば、過去の薬害事件のことも知っているはず。それなのにどうして、コロナワクチンやコロナ治療薬のリスクについて、最初から警鐘を鳴らさなかったのか。同業者として本当に情けない思いです。

## 慎重派から推進派に「転向」した免疫学の権威

**ダディ**　そういうことを考えても、大きな力が働いているとしか僕には思えないんです。2021年3月、飲食店の時短営業や少人数で会食するよう要請が出ていたにもかかわらず、厚労省の職員23人が東京・銀座の居酒屋で深夜まで送別会を開いていたことが発覚し、問題になったことがありました。彼らはおそらく、新型コロナが怖くないとわかっていたんだと思います。だから、大人数で宴会をやれたんです。でも、やっぱり「怖くない」とは言えない。言ってはいけない圧力が働いているとしか思えない。

第一章で触れた峰宗太郎先生も、著作（峰宗太郎・山中浩之著『新型コロナとワ

クチン　知らないと不都合な真実』）の中で、抗体依存性感染増強（ＡＤＥ）が起こり得ることや、長期的な安全性の検証をしていないから10年後に何が起きるか誰もわからないとはっきり書いているんですよ。それなのにツイッターでコロナワクチンを推奨し続けた。そして突然、ツイッターからの情報発信をストップすると宣言し、消えてしまいました。どこかでマズいと思ってツイッターをやめてしまったのだとしたら、とても罪深いと思います。

**鳥集**　免疫学者の宮坂昌之先生（大阪大学免疫学フロンティア研究センター招聘教授）も、コロナワクチン接種が始まる前は新型コロナはワクチンがつくりにくい厄介なウイルスであり、「国内で慎重に臨床試験をしないと効果は確かめられず、期間を短縮すると重大な副作用を見逃すおそれもある」と警鐘を鳴らしていました（東京新聞「ワクチン開発、急ぐべきでない　免疫学の第一人者が警鐘」２０２０年8月8日）。そうした理由から、ご自身も当面は接種しないと表明していました（毎日新聞「米コロナワクチン『当面は私は打たない』免疫学の第一人者が憂慮する『禁じ手』」２０２０年11月18日）。

ところが、宮坂先生は接種が始まると急に路線変更して接種推進の立場になってしまった。今では、ワクチンに懐疑的な主張をする医師や研究者を目の敵にして叩いているような感じすらします。私から見ると、とても真っ当なご意見をおっしゃっていたように思うのに、どうして突然、考えが変わってしまったのか。不思議で仕方ありません。

**ダディ**　このワクチンの危険性を理解していて、あえて推奨している人物は悪魔に魂を売ってしまった感があります。ただ、藤江さんのお話を聞いていると政治家は単純にわかっていない人が多そうですね。総理大臣や国務大臣など上の人はわかっていると思いますが。

## 製薬産業政治連盟

**鳥集**　もしこのワクチンの危険性をわかっていて推奨している人がいるとしたら、どこからか強い影響を受けている可能性があるということでしょうか。一つ考えられるのが、製薬会社と医学医療界、政界との深いつながりです。

製薬会社は大学病院などへ研究費や奨学寄附金といった資金提供を行っており、有力医師個人に対しても講演料やコンサルタント料などを支払っています。また、製薬業界には「製薬産業政治連盟」という組織があり、政界に対しても影響力がある。同連盟の収支報告書を見ると自民党の政治家を中心に、パーティ券の購入や国会議員の候補者の推薦などの活動を行っています。やはり政治家は、このようなスポンサー組織に対しては弱いのでしょうか。

**藤江**　弱いです。とくに自民党にいて感じたのは、仲良くしている人たちから頼まれたら何とかしてやろう、みたいな感じはありますね。お金もいただけるのであれば、その人とはなおさら今後も良好な関係を続けていきたい——それぐらいの感覚でいると思います。日本がよくなるかどうかではないんです。次の選挙のため、有効な人間関係を構築することが大事なんです。

## HPVワクチンの「失敗」

**鳥集**　HPVワクチン（子宮頸がんワクチン）の公費助成や定期接種化を進める運

動が盛んだった２０１０年頃も、製薬会社から依頼を受けたロビイストによる活動が活発に行われた事実があります。彼らはさまざまな政治家のもとへ行って、「ＨＰＶワクチンを接種すると子宮頸がんを予防できる、その結果、子宮頸がんで命を落とす人が減る」といったことを説明して回っていた（実際には、まだ子宮頸がん死や総死亡が減るという明確なエビデンスはない）。今回のコロナワクチンについても、ワクチンメーカーや関連団体によるロビー活動があったのでしょうか。

**藤江**　僕はそのような活動は見たことがないです。ただ、今回のワクチンについては、接種が始まった頃から政治家だけでなく、お医者さんまでもが新型コロナを収束させる救世主のように感じていたように思います。これをいかに市民に早く渡せるかが自分たちの評価につながると信じ、そこからスタートしてしまった。そのため、あとで間違いに気づいた人たちも、いまさら「ごめんなさい」とは言えず、せいぜい黙るぐらいしかできないのではないでしょうか。「みなさんになるべく早くワクチンを届けられるように頑張ります」なんて、マイクを握って街頭で話してしまった政治家は、もう逆の立場にはなれないというのはあると思います。

**鳥集**　HPVワクチンの時、製薬業界はマスコミ対策を失敗したととらえていて、コロナワクチンではその轍《てつ》を踏まないよう周到に用意したと僕はみています。

HPVワクチンは接種後に手足が震える、立つことができない、痛みがとれない、学校に行けないといった症状を訴える人が多発したのですが、それを受けて厚労省は定期接種が決まってからたった2カ月後の2013年6月に、HPVワクチンの積極的な接種勧奨を一時停止したのです（その後、2022年4月から積極的な接種勧奨を再開）。

こうした「失敗」を繰り返さないために、その後、製薬会社やワクチン推進派の医師たちは、接種後に起こる有害事象が必ずしもワクチンと因果関係があるとは言えないという主張を繰り返しました。厚労省の副反応疑いには、病気や事故、自殺まで広く報告されており、ワクチン接種と直接関連のないものまで多く含まれている。にもかかわらず、ワクチンが原因で被害が起こっているかのような伝え方をすると、救えたかもしれない命を救えないことになる。もしワクチン忌避が拡がったらお前らの責任だと、あらかじめマスコミに釘を刺したのです。その影響もあって、ワクチンのネガティブな情報を報じることに、マスコミが尻込みするようになったと思います。

**ダディ**　「こびナビ」（新型コロナやコロナワクチンについて正確な情報を発信するというコンセプトの医療監修プロジェクト）の木下喬弘氏などはツイッターで似たような情報発信をしていましたね。ＨＰＶワクチンを引き合いに出して、初期の頃にワクチン接種後の有害事象は必ずしも因果関係ありとは言えないと発信していましたから。実際、製薬業界や医師たちがマスコミに働きかけていたのかどうかはわかりませんが、十分あり得るでしょうね。

## 「言論の自由」さえ否定するワクチン推進派

**鳥集**　木下氏はコメンテーターとして、何度かテレビに出演していました。また、感染症専門医である忽那《くつな》賢志《さとし》氏（大阪大学大学院医学系研究科教授）もコメンテーターとしてよくテレビに出演していました。忽那氏は国立大学の教授でありながらワクチン接種の検討を促す政府広報やファイザー社の企業広告にまで出演していました。

**ダディ**　忽那氏は月刊誌『文藝春秋』に、「反ワクチン」本を非難する記事を書いていましたよね（２０２１年10月号「読んではいけない『反ワクチン本』」）。その中で井上正康先生の本も取り上げられており、それを受けて井上先生が「ぜひ討論しよう」と呼びかけましたが、実現しませんでした。

**鳥集**　コロナワクチン推進や反コロナワクチンを非難するツイートを繰り返している、小説家で医師の知念実希人氏の記事も『文藝春秋』に掲載されています（２０２１年３月号「メディアに溢れる『アンチワクチン』デマに騙されるな」）。その中で知念氏は、「７割以上の人が接種すれば、一定数の人が免疫をもつ『集団免疫』の状態がつくられる」と書いていますが、これは結果的に「デマ」となりました。

そして知念氏は２０２１年７月13日に、小学館の週刊誌『女性セブン』が「新型コロナワクチンに対する不正確で恐怖を煽る記事」を書いてきたとして、文庫化や続編小説の出版は小学館以外からの出版を目指すとツイートしていた。

僕はこういうことは文筆家として、いちばんやってはいけないことだと思うんです。なぜなら、文筆業こそが言論の自由を守らなくてはならない。最後は自分の首を絞めることになるかもしれないのに、自分の意に沿わない言論があるからといってそれを潰そうとすることは、絶対にしてはならない。

**ダディ**　僕もそう思います。

**鳥集**　ワクチン慎重派の意見を批判すること自体は、まったく問題ないと思います。お互いに意見をぶつけ合えばいい。ただ、このワクチンがまだ使われた期間が短くて、未知のことが多すぎることは事実です。にもかかわらず、ワクチン推進派のなかには、「これが医学的に正しい」「あれはデマだ」と断言して、異なる意見を潰そうとする人がいる。

ああでもないこうでもないと異なる主張を戦わせて、一歩でも真実に近づこうとする営みこそが民主主義であり、その基盤となるものが言論の自由なのに、最初から医学的な正しさを振りかざすのは完全に間違っています。文筆業者がそのことに思いが及ばないというのは、本当に残念です。

名古屋駅前選挙演説妨害事件

**ダディ**　その意味で言うと、大手メディアがコロナワクチンの不都合な問題を報道しなかったり、ユーチューブでは関連動画が削除されたりするなか、こうやって宝島社さんをはじめとする出版業界が自由な言論の場を守り、ワクチン慎重派に発言の場を提供してくださっていることは希望の光です。言論の自由の最後の砦と言っていいのではないでしょうか。そのことに感謝するとともに、民主主義国家の一員としてそうした場を守っていかなくてはいけないと強く思っています。

**鳥集**　それに関連して、初代ワクチン接種推進担当大臣だった河野太郎氏のことも話しておきましょう。河野氏はこれまでツイッターやブログ「ごまめの歯ぎしり」などにおいて、「ワクチンを打って何千人の人が亡くなった」「ワクチン接種で不妊になる」というのはデマだと断言してきました。さらに言えば、2022年12月31日付のブログで「『運び屋』の私が『後遺症について』責任をとるなどという発言をしたことはありません」と、責任逃れとしか言いようがないことを書いて、多くの人の怒りを買いました。河野氏のこのような言動について、藤江さんはどう思われますか。

**藤江**　ワクチン問題の火消しに必死ですよね。過剰なまでに反応するのは、河野氏の心理面を考えると、追い込まれているからかなとも感じます。実は僕は2023年1月28日、愛知県知事選挙に出馬したワクチン接種に反対する末永啓さん（無所属）を応援するために名古屋に行ったんです。その時、現職である大村秀章氏の応援に河野太郎氏が来ていました。そこで河野氏が妙な言動をしていたんです。

まず大前提として、選挙中に自分たちが演説をやりたい場所へ行った時に、先に別の候補者が演説をしていたら終わるのを待つのがマナーです。あとから来た人が隣に選挙カーを並べて2人同時に演説しても、聴衆にはよく聞こえないから当然ですよね。

その日は、名古屋駅前で末永候補のほうが先に演説をやっていた。ところが、30メートルぐらいの距離だったと思いますが、末永候補の選挙カーの目と鼻の先で、あとから来た大村知事陣営が演説を始めたのです。ごぼうの党の奥野卓志さんが末永さんの応援演説をしている時でした。そして河野氏が応援演説を始めると、「他人の言動を妨げてまで主張するのは民主主義にもとるのではないか」と、まるで末永さんがあとから演説を始めて自分たちを妨害しているかのようなことを発言したのです。この河野氏の発言は産経新聞に掲載されましたので、その記事を読んだ人には、ワクチン接種に反対する候補者（末永さん）が河野氏を妨害したように思ったかもしれませんが、実際は逆だったのです。

## 河野太郎氏の苛烈な言動

**鳥集**　大村知事や河野氏が故意にやったということですか。

**藤江**　そうかもしれません。河野氏は「反ワクチンは非科学的なデマばかり言っている」としきりに発信しています。名古屋の演説でも「ワクチンに反対する人のなかには、ワクチン接種の会場に乱入する人もいる」と極端な例を挙げていました。それを聞き、「反ワクチンの言うことはウソばかりで、過激なことをする人だ」と思った人が聴衆のなかにはいたかもしれません。国会議員、ましてや現職の大臣が「反ワクチン」などというレッテルを貼って、そこに「デマ」や「過激」というイメージを植え付けて言論を封じてしまおうとするなんて、民主主義国家にあるまじきことではないでしょうか。

**鳥集**　藤江さんがこの時の模様を撮影した動画をユーチューブで観ましたが、河野氏は「謝罪しろ」と叫んでいた人たちのほうをずっと睨んでいたようにも見えました。

**藤江**　河野氏は自身が演説し終わったあと高いところから見下ろすように、叫んでいる人たちをじっと見ていました。威圧しているようにも見えましたね。「お前らの顔を覚えておくよ」といった感じで。演説する側はヤジられたとしても、ヤジっている人の方をなるべく見ないようにするのが普通だと思います。それなのに、じっと見ている姿が印象的でした。

**鳥集**　河野氏は権力者ですから、一般の人は睨まれたら怖いでしょうね。気が弱い人だったら、何をされるかわからないという気持ちになるかもしれない。撮影している藤江さんだって目を付けられる可能性がある。通常、政治家が対抗する候補者の支持者を睨むようなことはあるんですか。

**藤江**　初めて見ました。対抗する候補者同士が街頭演説でぶつかり合うという場面も、めったに出くわしません。

## 「アメリカで2億回打って亡くなった人はゼロ」

**鳥集**　そういう姿も含めて、河野氏の責任をお二人はどんなふうに考えておられますか。

**ダディ**　コロナワクチン接種推進の責任の重さを順位づけするとしたら、僕は日本でいちばん責任が重い人だと思います。

多くの政治家、専門家、医師、識者が新型コロナの不安を煽り、コロナワクチン接種をゴリ押しし、偏った情報を世間に流布してきました。そこで僕は2022年7月に、全国各地の新聞にコロナワクチン接種に慎重な立場からの意見広告を載せる活動をしてきた堤猛さん（株式会社ゆうネット代表取締役）、漫画家の小林よしのりさんのファンで「世界のゴー宣ファンサイト」管理人のカレーせんべいさんの3人で「煽り坂46　最悪ミスリード大賞選抜総選挙」という企画を行いました。新型コロナやワクチンに関して社会に大きな害をもたらしたと思う人物を選んで、誰が「大賞」にふさわしいか一般の方々に投票していただく企画をしたんです（ミスリード大賞選抜総選挙 新型コロナウイルス関連情報発信センター［jcovid.net］）。

その結果、ぶっちぎりの1位が河野太郎氏でした。河野氏は初代ワクチン接種推進担当大臣として、今回のワクチン接種を推し進めた政治家だという要因ももちろんあります。加えて、若者に影響力が高いユーチューブの世界に乗り出し、はじめしゃちょーというチャンネル登録者1000万人超の有名ユーチューバーとの対談企画では、「アメリカで2億回打って亡くなった人はゼロ」「2回打つことでかなり効果が出る」と根拠のないことを断言した影響も非常に大きかったと思います。

ブログでも、誰も未来のことはわからないのに、長期的な安全性に懸念を示す指摘をデマと決めつけ、反ワクチンのデマゴーグに騙されるな、といったことばかり書いていた。とにかく、政治家として影響力がある人物がさまざまな手段を駆使して、多くの国民にワクチンを打たせた。そのような情報発信から何からすべてを含めて、いちばん責任が重いのは、河野氏だと思います。

## ワクチン被害者のツイッターアカウントをブロック

**鳥集**　藤江さんはどうですか。

**藤江**　まさにコロナワクチン接種推進の権化みたいな方です。このワクチンに関する発信情報が偏っていて、ことリスクに関してはとにかく小さく見せたいがために、おかしなことばかり言っていたと思います。ご自身のユーチューブチャンネルでは「コロナワクチンで心筋炎になることがあっても、「確率的にも小さいし軽症です。ほとんどの人は回復しています」と言っていましたよね。

**鳥集**　そうです。

**藤江**　新型コロナによる心筋炎のほうが怖いんだと。厚労省の副反応疑い報告を見ればわかりますが、ワクチン接種後の心筋炎で相当数の方が亡くなっています。また、はじめしゃちょーとの対談の時には、接種後のくも膜下出血は、交通事故と同様に接種後にたまたま亡くなったように話していました。これを見た人の多くは、コロナワクチンとくも膜下出血は因果関係がないのだと判断すると思います。ですが、予防接種健康被害救済制度で、２０２３年2月までに30名の死亡補償が認定されていますが、そのうち5人の死因がくも膜下出血です。くも膜下出血は、むしろワクチン接種後の大きな死因のひとつであると言えるのに、関係ないかのように言ってはダメですよね。

**鳥集**　因果関係があるのかないのかも、簡単にはわかりませんからね。

**藤江**　それから河野氏は、ワクチンに批判的な意見を発信しているツイッターアカウントをことごとくブロックしているのですが、ワクチン接種後に夫（須田正太郎さん、当時36歳）を亡くし、健康被害救済制度の認定を受けたご遺族、須田睦子さん（すーさん）のアカウントまでブロックしている。ワクチン被害者を拒絶することは、ご遺族のお気持ちを踏みにじる行為です。むしろ河野氏は、接種を促進したからこそ率先してご遺族を救済すべき立場なのに、ご遺族の言葉からも耳を背けようとする行動は卑劣としか言いようがありません。

**鳥集**　河野氏のやっていることは政治家としてだけでなく、人間としても問題があると思います。

一方でマスメディアも問題だと思います。これまで新聞やテレビは政治家の言葉尻を捕らえて鬼の首を取ったかのような批判ばかり繰り返し、辞任に追い込むまで吊るし上げてきました。河野太郎氏の「運び屋」発言や、ワクチン被害者のアカウントブロックなんて、これまでのメディアなら猛烈に非難したことだと思います。それなのに、新聞もテレビもまったく河野氏を批判しない。

**ダディ**　やらないですね。本当に不思議です。

## なぜコロナワクチンは「聖域」なのか

**鳥集**　河野太郎氏は初代ワクチン接種推進担当大臣として、とにかく自分が責任を持つからコロナワクチン接種を推進しろと言ったんですよね。「責任を持つ」と言ったのは、自治体に行き渡らせることであって、ワクチン後遺症にまで責任を負うという意味ではないと言い訳していますが、そうやって行き渡らせたワクチンで重い病気になったり亡くなったりした人がいるわけです。因果関係は不明と言うかもしれませんが、１００％因果関係がないとも断言できません。このワクチンの可能性が否定できない限り、広く救済すべきなのは当たり前じゃないですか。

**ダディ**　そのとおりです。早く救済を進めるべきです。

**鳥集**　さらに言えば、政府は自分のためだけでなく「周りのために」打つようにと言い続けてきました。つまり、体を傷つけるリスクがあったとしても、社会を守るために打てということですよね。そうした言い方は、戦争に行って国を守れと言っているのとほとんど変わらないように僕には聞こえます。政府の求めに応じて戦って傷ついた人たちが出たら、それこそ英雄として祀り、傷病兵や戦死者のご遺族を慰めるのが政治家の役割ではないですか。それなのに、被害者のアカウントをブロックするだけでなく、彼らの発言までデマや反ワクチンと突っぱねるなんて、政治家としても人間としても絶対に許されません。

**ダディ**　許されないですよね。先ほどのくも膜下出血の例も救済が認められたのは、因果関係が否定できないからですよね。振り返って、自分の発言をどう思っているんだろう、河野氏は。

**鳥集**　彼が政治家および人間としてすべきことは、第一にワクチンによる被害を訴えている人たちを集めて話を聞き、謝罪して救済の手を差し伸べることです。なのに、そこから完全に逃げています。

**藤江**　まったくやってないですよね。

**ダディ**　本当にまったくやっていない。

**鳥集**　そんな男だったのかって、がっかりです。

**ダディ**　そうですよ。僕もコロナワクチン接種が始まる以前は、河野太郎氏は支持している政治家の一人でした。

**鳥集**　ところが、河野氏の言動を大手メディアが批判しない。新聞もテレビも報じないから、今話したようなことを知っている人は、すごく少ないのではないでしょうか。

**ダディ**　少ないと思いますね。この大手メディアの不自然としか思えない沈黙には、何か計り知れない大きな力が働いているんじゃないかと勘繰ってしまいます。

# 第四章　ユーチューブの異常な情報統制

## 知られざる「バン」の真実

**鳥集**　コロナ騒ぎのなかで、言論の自由を脅かす由々しき問題も起こっています。ユーチューブやツイッターなどのソーシャルメディアで、新型コロナワクチン（以下、コロナワクチン）に関する不都合な情報を発信すると削除されてしまう言論封殺が行われているのです。米国ではコロナワクチンに警鐘を鳴らす医学者のツイッターアカウントが停止されるという事態も起きました（２０２２年10月27日にイーロン・マスク氏によるツイッターの買収が完了し、停止されていた医学者のアカウントも順次復活した）。

日本ではツイッター以上にユーチューブでの言論封殺があからさまに行われてきました。ダディさんと藤江さんも何度もその憂き目に遭ってきたと思いますが、どんな動画が何回くらいバン（ＢＡＮ＝動画が削除されたり、アカウントの消滅危機に遭ったりしました）か。

**ダディ**　削除された動画の本数は10〜20本ぐらいだと思います。僕は３つチャンネルを持っていましたが、２０２２年10月に１つ削除されてしまいました（２０２３

年1月末の鼎談後の2月にはさらに1チャンネルが削除された)。

**鳥集**　動画やチャンネルは、一体どんなルールで削除されるのでしょうか。

**藤江**　基本的に、ユーチューブのコミュニティガイドラインに違反した動画が削除されます。大きな項目としては「スパムと欺瞞《ぎまん》行為」「デリケートなコンテンツ(性的なコンテンツや自殺と自傷行為に関するものなど)」「暴力的または危険なコンテンツ」「規制品(違法な商品やサービス、銃器など)」「誤った情報」です。さらに、これらの項目に関する細かいポリシーが定められています。

**ダディ**　これらのガイドラインに違反した場合に動画が削除されるわけですが、1回目の違反は警告だけで済みます。ですが、その警告がある状態から1回目の違反＝動画削除、いわばワンアウトになると1週間、ツーアウトだと2週間情報発信ができなくなり、スリーアウトでチャンネル消滅になります。このペナルティは90日間、続きます。約3カ月ですね。つまり、ツーアウト状態でチャンネル消滅の危機に陥っても3カ月ペナルティなく経過すればツーアウトからワンアウト状態に戻ります。ただし、スリーアウトになりチャンネルが消滅してしまうとそのチャンネルが復活する可能性はほとんどありません。情報発信力が大きく損なわれることになります。

**鳥集**　新型コロナウイルス（以下、新型コロナ）やコロナワクチンの情報に関しては、どんなポリシーが策定されているんでしょうか。

## アンチワクチン情報はすべて削除

**藤江**　コミュニティガイドラインの「誤った情報」という項目には、「COVID－19（新型コロナウイルス感染症）の医学的に誤った情報に関するポリシー」と「ワクチンについての誤った情報に関するポリシー」が定められています。「COVID－19（新型コロナウイルス感染症）の医学的に誤った情報に関するポリシー」には、たとえば次のような項目が記載されています。

- **医師の診察を受ける、病院に行くなどの医学的処置の代わりに、民間療法、祈とう、儀式を行うことをすすめるコンテンツ**
- **COVID－19の治療法としてイベルメクチンまたはヒドロキシクロロキンの**

使用をすすめるコンテンツ

・COVID-19ワクチンに関して、地域の公衆衛生機関またはWHOの専門家間で広く合意されている内容と矛盾することを主張する

・承認されたCOVID-19ワクチンは、死亡、不妊症、流産、自閉症、他の感染病の原因となると主張する

・COVID-19ワクチンを接種すると体が磁気を帯びると主張する

・COVID-19ワクチンが人の遺伝子構造を変えると主張する

・COVID-19ワクチンで重篤な疾患や死亡リスクが軽減することはないと主張する

また、「ワクチンについての誤った情報に関するポリシー」にも、次のような項目が挙げられています。

・ワクチンの安全性：ワクチンが慢性的な副作用（衛生機関が認識しているまれな副作用を除く）を引き起こすと主張するコンテンツ

・ワクチンの効果：ワクチンは感染拡大や感染自体を減らせないと主張するコン

テンツ

・ワクチンの成分：ワクチンに含まれる成分に関する、不正確または誤解を招くコンテンツ

**ダディ**　これまでの経験で言うと、コロナワクチンの危険性を伝えたり、接種中止を求めたりするようなアンチワクチン系の内容は全部削除されます。自分の主張ではなくてほかの人の表現でも削除の対象になります。たとえば、「全国有志医師の会」（新型コロナワクチン接種推進に慎重な医療従事者の集まり。２０２３年３月１日現在、医師４１０人、歯科医師１７３人、獣医師66人、その他の医療従事者７８８人、計１４３４人が所属）のホームページのトップ画面に「ワクチン接種の即時中止を求めます」とはっきり書いてあるんですが、それを画面上に出しただけで削除されてしまいます。

　また、致死率などを比較して「新型コロナのほうがインフルエンザより全然怖くない」と発信しても、削除されます。それから、僕はあまり出していないんですが、新型コロナにイベルメクチンが効くと言っても、削除されます。イベルメクチンが

効くと主張しているお医者さんもいますが、どうやらこの薬はユーチューブでは目の敵《かたき》にされているようです。

最近、自分が削除されたケースのお話をしますと、動画の内容は「この春から5類になるらしい」というまったく削除リスクのないものでした。動画の最後に「僕の営業先の医師から『井上正康先生のコラムを読むといいですよ』と言っていただきコレをくださいました」と、その医師からもらったコラムが印刷された紙を動画で一瞬見せたのですが、それだけで削除となりました。別に井上先生のコラムの内容を読んだわけではないんですよ（笑）。このため、僕のメインチャンネルは今も2週間停止中です（2023年1月末現在。その後、2月にチャンネルごと消滅）。

## 消された大スクープ

**鳥集**　藤江さんは、どんな動画が削除されてきましたか。

**藤江**　僕の場合、コロナワクチンと死亡者との問題です。関連付けすぎてしまうと、動画は消されてしまう。「ワクチン接種後の死亡」と紹介すればたぶん大丈夫だと思うんですが、「ワクチンで死亡」という言葉になってしまうと、因果関係があるように思いますよね。そういう表現は一発で消されてしまいます。

ところがです、厚生労働省が事実上認めているコロナワクチンによる死亡はあるんです。このことはまったくニュースになっていないと思います。厚労省が主管している人口動態統計によると、2021年は「コロナワクチンによる死亡」が18人と「確定」しています。ただし、厚労省は直接的な表現をしておらず、計算しないと18という数字は出てこないのですが、僕は厚労省に直接確認しているので間違いありません。

**鳥集**　この18人はコロナワクチンによって死亡したと厚労省が認めた人数ということですね。

**藤江**　そうです。一般的には、政府がコロナワクチンと死亡との因果関係を認めたケースはゼロということになっています（注：2023年3月10日の第92回「厚生科学審議会」予防接種・ワクチン分科会副反応検討部会で、初めて「ワクチンと死亡との因果関係が否定できない」とする事例が1件認定された）。ですが、202

1年の人口動態統計では18人いるんです。これは大問題だと思い、ユーチューブに動画をアップしたのですが削除されてしまいました。厚労省が認めた事実であるにもかかわらずです。

ちなみにこの問題を、ダディさんがご自身のチャンネルで紹介してくれたんですよね。表現をぼかしながら、「藤江がすごいスクープをした」と。

**ダディ**　そうそう。でも、その動画も削除されました。

**藤江**　ユーチューブでは政府統計であったとしても、コロナワクチンで死亡したということ自体、扱ってはダメなんです。「コロナワクチンで亡くなった人はゼロ」という世界観で話さないといけない。

**ダディ**　ほかにも動画が削除されるパターンがいくつかあって、AI（人工知能）による「キーワード検索」に引っかかるパターンも確実にありますね。下手したら「井上正康」というワードがあるだけで削除されてしまうかも。

**鳥集**　鳥集徹とかね（笑）。

**藤江**　きっと検索対象に入っていますね（笑）。

**ダディ**　キーワードに引っかかって削除されたと思われるときには、ユーチューブの運営側に対して再審査請求をすることができます。「これはＡＩが間違えて引っかかっただけじゃないですか」「このワードは厚労省のホームページに出ていますよ」などと伝えるわけです。

**藤江**　僕も再審査請求を何度も出していますが、最近はますます厳しくなっていきます。どんな動画を出しても削除されるような感じになってきたので、最近は「削除系ユーチューバー」と名乗っています（笑）。

## コロナ情報を監視する組織

**鳥集**　それにしても、新型コロナやコロナワクチンに関する動画の内容が医学的に適切かどうかなんて、一体誰が決めているんですか。

**藤江**　「コロワくんサポーターズ」という組織が関係しています。

**ダディ**　そうそう、コロワくんサポーターズでしたね。

**鳥集**　どんな組織なんですか。

**ダディ**　ホームページを見ると、「新型コロナワクチンに関するみなさまの不安や疑問を少しでも解決したい、そんな想いから生まれたプロジェクトです」と設立経緯がトップページに掲げられています。この組織は米国のマウントサイナイ医科大学老年医学・緩和医療科の山田悠史医師を代表に、11人の若手医師がサポーターとして名を連ねています。

このコロワくんサポーターズが、ユーチューブにある新型コロナやコロナワクチンに関する誤情報の対応に取り組む「公認報告者」に任命されているんです。彼らのような公認報告者が、医学的な見地から間違っていると判断した情報を含む動画をユーチューブ運営側に通報しているのだと思います。

**藤江**　この「判断」には、おそらくは国も絡んでいるはずです。2021年8月11日に、当時大臣でワクチン接種推進を担当していた河野太郎氏とユーチューブCEO（最高経営責任者）のスーザン・ウォジスキ氏が、「パンデミックにおいて信頼できる質の高い情報を届ける取り組み」についてオンライン対談した動画がユーチューブにアップされています。

このようにユーチューブは、日本だけでなく世界各国の公衆衛生当局と協力して、新型コロナやコロナワクチンに関する「信頼できる情報」をユーザーが見つけやすくするという建前で、「医学的に間違った情報」と判断したものを削除しています。2021年8月11日のニュースでは、新型コロナ関連の誤情報7万5000本を削除したと報じられています（Impress Watch「YouTube、新型コロナ関連の誤情報7・5万本を削除。信頼できる情報への取り組み」）。

**鳥集**　このコロワくんサポーターズというのは、基本的にコロナワクチン推進派の医師からなる組織ですよね。彼らのような特定の立場の人たちが、「この情報は医学的に正しい」「これは間違っている」と判断していることになりますが。そもそもユーチューブや彼らが立脚する「医学的な正しさ」自体が、本当に正しいと言えるのかですよね。

## 議論すら許されない異常な世界

**ダディ**　そうです。新型コロナにしろ、コロナワクチンにしろ、まだわからないことがたくさんあるはずです。新しいタイプのワクチンであればなおさら、推進派と慎重派、常に両方の意見を出して戦わせることが真実に一歩でも近づくために不可欠な前提条件となるはずですが、それを認めない異常さがあります。ただ、世間一般の人たちは、まさかそんな言論統制が行われているなんて、まだ知らないと思うんです。

**藤江**　知らないでしょうね。

**鳥集**　たとえば、ワクチンによって不妊や流産が増えるかどうかは、まだはっきりわかりません。接種後に流産は増えなかったという論文はあります。しかし、このワクチンは生後6カ月の乳幼児から接種することが可能です。コロナワクチンを打った子どもたちが大人になった時、不妊や流産が増えるのかどうかは10年、20年経たないとわかりません。それなのに、今ユーチューブで「ワクチン接種後に不妊や流産が増えたらどうするんだ」と発信したら、アウトなわけですよね。

**ダディ**　アウトでしょう。ユーチューブの「COVID‐19（新型コロナウイルス感染症）の医学的に誤った情報に関するポリシー」には、「予防に関する誤った情報」

の一例として、「承認されたCOVID－19ワクチンは、死亡、不妊症、流産、自閉症、他の感染病の原因となると主張する」と書かれていますから。

でも、議論の余地を残さないというのは本当に異常なことだと思います。このポリシーに基づけば、不妊や流産の増加だけでなく、「国内の死者の異常な増加がワクチンの影響によるものかどうか調べるべきだ」ということすら言えないわけです。本当にコロナワクチンのせいなのか、それとも違うのか、まだ誰も真実はわかっていないのに、議論できないようにするなんて異常じゃないですか。

**鳥集**　しかもユーチューブは、グーグル傘下にある一私企業に過ぎません。私企業が運営するサイトですから、言論統制しようが自由だという意見もあるかもしれません。ただ、ユーチューブは動画配信プラットフォームとしては世界最大規模であり、世の中のアジェンダ（議論すべき課題）をつくる役割を果たしている部分もあります。私企業とはいえ、そのような社会的使命を担うプラットフォームが一方的に「正しい情報」が何かを決めて、「間違った情報」と断定した動画を次々削除していくことが倫理的に許されるのかどうかは、厳しく問われるべきだと思います。

**ダディ**　まさにそのとおりだと思います。

## 議会動画さえも削除対象

**鳥集**　しかも、グーグルおよびユーチューブは、「自由の国」であるはずの、アメリカの企業ですからね。自由主義諸国の旗頭であるはずの大国が、このような言論統制を許していることに対して藤江さんはどう思いますか。

**藤江**　本当に怖いです。たとえばですが、ユーチューブだと政見放送の動画でも、ポリシーに反しているとみなされたら削除されるんですよ。

**鳥集**　政見放送でコロナワクチンに疑問を抱いている候補者が出てきて、「このワクチン、危ないんじゃないか」と言ったら、削除されるのですか。

**藤江**　はい、削除されます。選挙中の街頭演説の動画でも、そういうことを言っていれば削除されます。それから、自治体によっては議会中継をユーチューブで流すところがあるんですが、コロナワクチンに疑問を呈するような内容があると削除されます。

**鳥集**　議員さんが「このワクチン、おかしいんじゃないか」と質問しただけで？

**藤江**　削除になります。恐ろしいことが起きているんです。実際、ユーチューブにアップされていた、ある地方議会の動画は議員がコロナワクチンに疑問を呈する質問をした場面があったため削除されています。僕はその質問をした議員さんに連絡をとったことがあるんです。その議員さんは怒り心頭だと思ったから。だって、市長と議員という選挙で選ばれた者同士による公の場での議論の動画なんですから、絶対に消したらダメじゃないですか。民主主義国家なわけですから。

その議員さんと「ユーチューブはおかしい」という動画を一緒に撮れないかと思って連絡すると、「私がまずいことを言ったから、削除されちゃった」と、なんと反省していたんですよ。

**鳥集**　あれま。

**藤江**　「もうこういう発言はしないようにしようと思っています」みたいな感じで、しょんぼりしているわけです。でも、これって怖いことですよね。選挙で選ばれた議員が「ユーチューブに消されるようなことは議会で言わないようにしよう」と思ってしまったら、日本の民主主義がユーチューブに統制されることになってしまいます。そもそも、ユーチューブの顔色をうかがいながら議会の質問をつくるということ自体、おかしいんですから。

**ダディ**　結局、そういうバランスの崩れた極端な世界が、もう構築されてしまっているということなんです。さすがに、ポルノとか死ぬ場面とかグロテスクな動画を削除するというのは理解できます。もともと社会的なコンセンサスが得られていますから。でも意見の分かれている問題に関して、議論の余地も許さないみたいな感じになってくると、民主主義国家のメディアの体をなさなくなってしまいますよね。

もしユーチューブがワクチンに疑問を呈する動画を削除しなければ、もっと多くの日本人にその情報が広まっていたと思うんです。もしかすると、約8割に上った国民の2回接種率は、半分以下になっていた可能性もある。それくらい、ユーチューブの影響力は大きいと僕は思っています。ユーチューブの言論統制でワクチン接種に慎重な意見に触れることができず、接種した人も多いんじゃないでしょうか。

**藤江**　僕も、すごく多いと思いますね。

## マスメディアも言論統制に加担

**鳥集**　僕が怖いと思うのは、ユーチューブのポリシーに「地域の公衆衛生当局や世界保健機関（ＷＨＯ）が提供するＣＯＶＩＤ－19関連の医学情報と矛盾した、医学的に誤った情報を拡散するコンテンツはYouTubeで許可されていません」と書かれていることです。でも、厚労省が言っていることは本当に正しいんでしょうか。米国のＦＤＡ（米国食品医薬品局）やＣＤＣ（米国疾病予防管理センター）、それにＷＨＯだってそうです。彼らの言うことを鵜呑みにしていいんでしょうか。

**ダディ**　そうです。これまで間違ったことはないんですかと問いたいですね。

**鳥集**　事実、国および厚労省は何度も薬害裁判の被告になってきました。厚労省の医薬行政がまともに行われているのかを厳しく監視することこそが、政治や医学会、そして報道機関の役割のはずなんです。

ところが、異論を許さず、地域の公衆衛生当局、日本の場合は厚労省の発信する医学情報と矛盾する情報は医学的に誤った情報だと断定するようなポリシーになっています。こんなことを認めてしまったら、厚労省はやりたい放題になってしまいます。それなのに、野党政治家も報道機関もユーチューブの言論統制を決して批判しない。

**ダディ**　ほんと、おかしいですよね。

**鳥集**　太平洋戦争で、日本軍は戦況が不利な状況に陥っても、あたかも連戦連勝を続けているかのような虚偽の大本営発表を続けました。その結果、国民を間違った方向に導き、結果として日本人だけで310万人以上が犠牲になったと推計されています。その大本営発表の流布に、朝日、毎日、読売をはじめとする新聞各社やNHKが加担しました。政党も大政翼賛会にまとめられて、政党政治がまともに機能しなかった。

自由な言論が失われると真実が見えなくなり、多くの人の命が危機にさらされるおそれがある。その反省から、戦後制定された日本国憲法の21条で、集会、結社、言論の自由と検閲の禁止が定められ、報道機関は言論の自由を守り、権力を監視すると言ってきたわけです。それなのに、このようなユーチューブの言論封殺を黙って見ているどころか、今の新聞やテレビはコロナワクチンに批判的な言説に「反ワクチン」とレッテルを貼って、言論封殺に加担するような役割まで果たしています。

**ダディ**　そのとおりです。医学的に正しい情報が状況の変化に応じて柔軟に変わるんだったらまだいいんです。たとえば、変異株が出てくる前であれば、ワクチンが効くというのは正しいと言えるかもしれない。でも、変異株が出てきたら効果が落ちるであろうことは、容易に予測できますよね。

ワクチンの副反応についても、当初は発熱や倦怠感、頭痛くらいしかわからなかったかもしれませんが、多くの人が打つにつれて新たな副反応が判明したり、その本当のリスクが明らかになったりしてくる。でも、ユーチューブのポリシーが、そうした状況の変化に柔軟に対応しているとは到底思えません。

## ポリシー変更は通知されない

**藤江**　そういえば、ユーチューブのポリシーで、以前と比べて変わった点があります。マスクのことなのですが、以前はマスクのデメリットについては言えなかったんです。ところが、２０２２年夏頃だと思いますが、その規定が突如なくなった。

でも、そういう変更があったというお知らせは全然来ない。自分でポリシーを見に行くしかないわけです。でも、それまでマスクのことを言って動画を削除されたり、アカウントが消滅したりした人がいたと思いますが、それに関してはどうしてくれるんだという話になりますよね。

**鳥集**　今はもうマスクにはデメリットもあると言っていいんですか。

**藤江**　一応、今のポリシーには入っていません。でも、まだ怖くて発言できません。

**ダディ**　怖いですよね。マスクのこともすごく厳しくて、少しでも悪く言うと、すぐ削除されていましたから。

**藤江**　ほかにも変更された点があります。「ワクチンは新型コロナの感染リスクを減少させないと主張する」――これが言ってはいけないポリシーに入っていたんですが、いつの間にか消えていました。微妙な言い回しの言葉ですが、コロナワクチンを打ってもバンバン感染している状況が明らかになり、このポリシーも削除せざるを得なかったのかもしれません。

**鳥集**　事実として、感染予防効果は時間とともに減少しますからね。

**藤江**　「（コロナ）ワクチンは感染拡大や感染自体を減らさないと主張する」――これはまだポリシーに入っているので、言ってはダメなんです。でも現実には、国内でもワクチンを接種してからのほうが陽性者は増えましたから、感染拡大を防ぐ効果がないことは火を見るより明らかではないですか。

**鳥集**　政府はずっと「自分のためだけでなく、周りのためにも接種を」と言ってきました。周りのためにというのは、感染予防効果があることを前提にしないと成り立たない論理です。ところがワクチンで感染拡大を防げないことが明らかになってきたためか、ここに来て加藤勝信厚生労働大臣が「元来、重症化予防効果を中心にスタートしたわけですけど」（フジテレビ系『日曜報道 THE PRIME』2023年1月29日）などと発言しています。「ウソつけ」と僕は思いますが。

**ダディ**　そうそう。政府や専門家の「周りのために」という言葉を信じて打った人がたくさんいたはずです。

## 新型コロナと日本人の無責任体質

**鳥集**　改めてですが、僕らは本当は新型コロナウイルスと戦っているわけではないと思うんです。

**ダディ**　おっしゃるとおりです。藤江さんが最初から言っていますが、本当に恐ろしいのはウイルスではなく、人がつくったシステムであり、人の心です。

先ほどから僕たちは政治家、専門家、マスコミ、ユーチューブを批判していますが、我々一般人にも責任がないとは言えません。それこそ、教育現場でのマスク着用や黙食についても、現役の先生方や校長先生、教頭先生たちのなかに、自分で調べて、自分で考えて、子どもたちのために責任を持って動いた人がどれだけいたでしょうか。

**鳥集**　なかなかいませんよね。僕も校内でのマスク着用拒否をした生徒がいる高校の先生と話したことがあるんですが、結局、「授業中のマスク推奨は文部科学省が決めている。それに我々は教師である前に行政の一員なので、教育委員会に逆らうことができない。この状況を変えたいなら国とか教育委員会に言ってくれ」となるんです。でも、学校でのマスクや黙食をやめさせようと頑張っている保護者の方々に聞くと、教育委員会は「それぞれの学校現場の判断に任せている」と言うそうです。結局は責任を押し付け合っている。

**ダディ**　そうなんです。先ほども話したような政治家と専門家が責任を押し付け合う構図は、教育、行政、そして企業など至るところにある。僕たちはそういう責任感のない大人たちと闘っているとも言えます。

**鳥集**　社会学では昔からよく言われていますが、欧米では一神教であるキリスト教の影響もあって、個人が唯一神と一対一で向き合うことを習慣としてきたため、近代的自我が確立しやすい。だから、マスクやワクチンも「周りがどうだから」ではなく、「自分はこうしたい」という個人の判断で態度を決めやすい。

ところが、日本は自然の至るところに神が宿るという「八百万《やおよろず》の神々」という信仰をベースに生きてきました。個人が唯一神と一対一で向き合う経験に乏しいため、個の意識が生まれにくく近代的な自我が確立しにくい。だから、「周りがどうしているか」を見て、「世間」の空気に合わせてしまうといわれています。

さらには、日本人はもともと「村社会」で生きてきました。稲作を中心とする農耕社会で生きていくためには、大勢の人が助け合う共同作業が必要です。そこから排除されて村八分にされると、生きていくことができない。だから、村の掟に背くことができないし、村の人々の顔色を見ながら生きてきた。

ただ一方で、村の論理に従っている限り個人として責任を負う必要がありません。そういう気楽さもあるわけです。このような昔から社会学で言われてきたことが、いまだに日本社会にとても強い影を落としていることを、今回のマスクやワクチンの騒動で改めて痛感しました。とはいえ、誰も主体的に行動を決めることができず、責任を取ることもしないで、未来ある子どもにまでリスクを負わせるようなことを平気でする社会というのは、恐ろしいことです。

**ダディ**　だから国民性として、テレビによる洗脳や、ユーチューブの言論統制の影響がより大きく出やすいんでしょう。

**鳥集**　それが、世界有数のワクチン接種率の高さにもつながっている。

**ダディ**　そうでしょうね。そういえば２０２３年2月にコロナワクチン接種の方針が変わり、重症化リスクの高い高齢者などの接種を5月と9月の年2回にするとされました。でも、そもそも感染予防効果が落ちるから、3カ月か4カ月に1回打つように言っていたはずです。先ほど鳥集さんが言及されたテレビ番組（『日曜報道THE PRIME』）で、橋下徹氏が「国の方針が変わったのはどうしてなのか」と加藤厚労大臣に聞いたら、「専門家の意見を聞いて、国民に説明する」と言っていましたが、どうして方針が変わってしまったのか、よくわかりません。それなのに、ほとんどの人がそれに疑問を持つことなく受け入れている。きっと今年も5月になれば、多くの高齢者がコロナワクチンを接種することになると思います。

## おかしいと思うことはおかしいと言う勇気

**鳥集**　先ほどダディさんは、我々はコロナウイルスと闘っているのではなく、人がつくったシステムや人の心と闘っているんだと話されましたが、このコロナ騒ぎのなかで、藤江さん自身は何と闘っていると思いますか。

**藤江**　格好いいことを言ってしまうかもしれませんが、「自分自身」です。自分はコロナワクチンを打たず、家族にもそのリスクを伝えるだけで幸せに暮らすことができた。でも、「家族だけ守っていれば、それでいいのか」と思ったんです。

おかしいことはおかしいと言っていかなくてはいけない。社会の空気を読まずに「本当はこうなんじゃないか」と問いかけることが、自分の性に合っている。秘書時代から、もともと自分はそういうキャラクターを持っているのかもしれないと感じていました。であるなら、思う存分に発信していくべきだと。1年半ほどはその姿勢を貫くことができていると思いますが、その結果、地元では「藤江はせっかく早稲田大学を出て、代議士の秘書もやったのに、道を外した」と噂されるようになりました（笑）。

**鳥集**　地元では議員になって、政治の世界に打って出ることを期待していた人たちもいるでしょう。そうした人たちからすると、道を外して怪しい反ワクチン運動をやっていると見られてしまう。

**藤江**　もしかしたら、そうかもしれません。でも、そういう世間の目とも闘うというか、それに負けずに正しいと思ったことを貫けるのか。それが今、自分に問われていることだと思うんです。

コロナ怖いから始まって、マスクをつけなくてはいけない、ワクチンを打たなくてはいけないという、異論を許さない「空気」がガッチリと出来上がってしまった。嫌だと思いながらも、みんながそれを我慢して受け入れた。我慢強さというのは一面では美徳かもしれませんが、やはり僕は違うと思うんです。

## 日本が壊れるという危機感

**鳥集**　おっしゃるとおりですね。僕も黙っていられないのは、自分さえよければいいと思えないからです。このままだと子どもたちが大人になった時には、言論の自由のない国になっているかもしれない。それから、3年間で約104兆円とされる国家予算がコロナ対策につぎ込まれましたが、本当に国家財政は大丈夫なのか。東日本大震災の復興予算は10年間でおよそ32兆円です。そのお金を返済するために、我々は税率2・1%の復興特別所得税を支払っています。それなのに、さらに104兆円ものお金をジャブジャブつぎ込んで、子どもたちにツケが回っていくのではないかと心配なんです。

現実に、僕らが若い頃の日本は世界最大の貿易黒字国でした。ところが、日本は東日本大震災があった２０１１年に貿易赤字国となり、それ以降12年間で黒字だったのは２０１６年、17年、20年の３年間だけです。そして２０２２年は約20兆円と過去最大の貿易赤字となりました。円安傾向が続き、金利も物価も海外に比べ低いので、国富がどんどん海外に流出しているはずです。僕らが若い頃はバブルの残滓《ざんし》があって、まだ日本は豊かだと感じていましたが、どんどん貧しい国に転落していっている。中国など豊かな国にどんどん買われて、飲み込まれてしまうかもしれない。そして気づいたら、言論の自由のない、貧しい暮らしを強いられているかもしれない。

**藤江**　本当に子どもたちの将来が心配です。

**鳥集**　子どもたちのことを考えると、それを黙って見ているなんてできません。マスクだってそうです。３年間ずっとマスクをさせられてきた子どもたちのなかに、将来、言葉やコミュニケーションの発達に問題を抱える人が出てくるかもしれない。

思春期の中高生では、マスクを外すこと自体が恥ずかしいという生徒が多いと聞きます。もしかすると、素顔を見せられないことが、恋愛や結婚の妨げになるかもしれない。極端な想像かもしれませんが、結婚して初めて相手の顔を見たという人だって出てこないとも限らない。その結果、ただでさえ出生数が減っているのに、ますます少子化が進んで、人口減少が加速するかもしれない。だから僕は、新型コロナウイルスと闘っているというよりも、そういう国の危機と闘っているという意識が強いんです。

## 批判するだけが「闘い」ではない

**ダディ**　まったく同じです。コロナ騒ぎは自分たちの自由が束縛されることとの闘いであって、新型コロナに対するより、何倍、何十倍もエネルギーを割く必要があります。

ただし、僕が常日頃から思っているのは、いろいろな闘い方を持っておいたほうがいいということです。藤江さんを僕は100%応援していますし、実際、藤江さんの講演会や街頭演説などこっそり応援に行くこともしばしばあります（笑）。でもみんながみんな藤江さんになれるわけではない。藤江さんと同じような闘いができるわけではない。たとえば、僕は会社員をやっていて会社から頂くお給料で家族を養っています。その会社の方針は「コロナワクチン接種推奨」です。その会社に対して「そんなのはおかしい！」と強く訴えていくやり方も闘いではありますが、「アレルギーがあってワクチンは打てないんです」と柔軟に対応し、うまく事態を乗り切っていく。それも一つの闘い方ではないですか？　と思っています。社会がどれだけおかしな方向にいっても、この世界がどれだけ理不尽なことで満ちていても、知恵を働かせながら軽やかにすり抜けていく、生き抜いていく。そんなやり方も一つの立派な闘い方だと思うんです。

真正面から、「それは絶対に間違っている。こっちのほうが正しいんだ」と叫ぶことも大切ですが、柔軟性も併せ持ったほうがより強いです。僕を含めた多くの一般人は財力も権力も知名度もありません。今の生活を送るだけで精一杯の人もたくさんいます。いろんな闘い方があっていい。今を上手に生き抜いていくことだって立派な闘いだ！　そういうことを、僕はユーチューブのライブ配信などでよく視聴者さんに話しているんです。

**鳥集**　たしかに、そのとおりですね。「闘い」となると、どうしても深刻になりがちです。しかし人間は、怒り、悲しみ、嘆き続けてばかりでは心身が持ちません。僕もよく言うのですが、時には楽しんだり、笑ったりすることも大切です。

世間の流れに抗《あらが》って、マスクやワクチンを拒否する人たちはみな怪しいように思われているのかもしれません。ですが、「こっちはワクチンを打たず、マスクもせず、みんな仲良く楽しくやっているよ」という姿を見せることも、仲間を増やすために大切ではないかと思っています。

# 第五章　コロナ騒動が炙り出したもの

## 講演会が「つながりの場」になった

**鳥集**　ダディさんと藤江さんはユーチューブや講演会で発信する機会があって、たくさんの登録者やフォロワーがいます。僕も本や講演でさまざまな情報や自分の考えを伝えることができる立場にいます。その意味では、我々は恵まれていると言えるでしょう。しかし、SNSを使うことができても、ほとんどの人は登録者やフォロワーがそんなに多いわけではなく、たくさんの人々に声を届けることができません。周りが当たり前のように新型コロナワクチン（以下、コロナワクチン）やマスクをしているなかで、心細い思いをしながらそれに抵抗してきた人も多いのではないでしょうか。

とくに、コロナワクチン接種を一回もしなかった人は全国民の約2割しかいないわけですが、少数派としての我々はマスクやワクチンを「強要」するような社会に、どうやって抗っていけばいいでしょうか。

**藤江**　それについては、僕が活動しているなかで気づいたことがあるんです。ユーチューブを見ない方々にもなんとかコロナワクチンのリスク面を伝えられないかと思って、僕は2022年1月から全国各地で講演会を開いてきました。ですが、蓋を開けてみれば、講演会に来るのは僕のユーチューブを見ている人たちばっかりなんです。

**鳥集**　そうでしょうね。

**藤江**　ところが、それによって生まれた副産物がありました。みなさん、職場や近所でコロナワクチンのリスクについて話ができる人がいないので、誘う人がいなくて一人ひとりバラバラに、つまり単独でやってくる人が多いんです。でも、僕の講演会に来ると、同じような考えを持ち、それを遠慮なく話せる人たちが集まっている。初対面同士でも、みなさんすぐに旧知の仲のように話をしているんです。

**鳥集**　僕も何度もシンポジウムや講演をやっているのでわかります。

**藤江**　最近の講演会の目的は、もうそれですね。当然、参加者の多くは講演会場の近くに住む方々です。僕が講演会を開催すると、その近隣の同じような考えの方が集まる。地域の中で同じ考えを持つ人と出会うことができる、人と人をつなぐ場になっていると思います。

**ダディ**　本当にそうで、実際にそこで知り合った方々が、僕らが知らない間に連絡を取り合っているんです。それで、時間をおいて同じ地域で講演会を開くと、仲良くなって一緒に来たりしている。僕のユーチューブでも視聴者さん同士が仲良くなって、僕の知らないところで、勝手にコミュニティをつくったりしています。先ほど鳥集さんが言われたように孤独だった人が多いと思うのですが、そうした人同士がつながることは、すごく価値があると思います。

**鳥集**　それはほんとによくわかります。僕も講演やシンポジウムを開くと、「ワクチンを打たない、マスクをしないことで周りから頭がおかしい人だと思われていた。こんなことを考えるのは私一人なんだろうか。私のほうがおかしいんだろうかと悩むくらい追い詰められていた。だけど、勇気を出して会場に来てみたら、私と同じような人ばっかりで、私、間違っていなかったんだとホッとした」と、来場者の方々からよく言われます。だから、そうやって講演会やシンポジウムで、仲間と出会ってくれることは、とてもいいことだと思っています。

また、それでわかるのは、会ってみると普通の人たちばかりだということです。

なのに、「反ワクチン」「デマゴーグ」という言葉を連発する河野太郎氏などの影響も大いにあると思いますが、「ワクチンに反対している人は頭がおかしい」と見られがちですよね。

**藤江**　強烈にありますね、偏見が。

## 世間の「偏見」に抗うために

**鳥集**　そのような講演会に来る人たちは、ケンケンキャンキャン叫んでいる過激な人物だと思われているのかもしれないけど、会ってみたら大半が普通の人たちです。カルト的な宗教にハマっているわけでも、特定の政治思想に凝り固まっているわけでもない。「反ワクチンは低学歴で収入も低い」という調査結果がニュースになったこともありますが、高学歴で高収入の人だっています（笑）。

そもそも新型コロナウイルス（以下、新型コロナ）やコロナワクチンの話って、つらい話が多いじゃないですか。コロナ自粛で経済的に追い詰められた、打ちたくないのに打たされた、ワクチン後遺症で苦しんでいる人がいる等々。こうした話ばかり聞いていると、余計につらくなってきます。

でも、不謹慎だと言われるかもしれませんが、だからこそ僕が講演会やシンポジウムで心がけているのは、最後は希望をもって明るい気持ちで帰ってほしいということなんです。孤独な闘いばかりで精神的に追い詰められてしまったら、最後まで走り抜くことができない。怒り、悲しみ、嘆くだけでなく、笑い、楽しむことも人間には欠かせません。それを忘れてほしくないので、面白いことを言ったり、歌を歌ったりしているんです。

**ダディ**　まったく不謹慎だとは思いません。最も大事なことのひとつです。藤江さんもそうですし、鳥集さんを見ていても、気持ちが明るくなりますよね。井上正康先生やたけし社長（株式会社ゆうネット代表取締役の堤猛氏）もそうですが、情報発信している人は楽しい人が多いです。

**鳥集**　それだけに、品位は保ちたいですよね。ツイッターでは、ワクチン推進派の人たちが、ワクチン慎重派の人たちを誹謗中傷するような書き込みをすることも少なくありませんでした。ワクチン慎重派のほうもそれに応戦しがちですが、こちら側はあくまで紳士的であるべきだと思っています。

それから、僕がツイッターを素晴らしいと思ったのは、コロナワクチンに慎重な立場の医師や研究者だけでなく、まったく別分野の研究者や一般の人たちのなかにも、医学論文やデータを深く読み込んで発信してくれる人がいたことです。むしろ医師よりも科学的で説得力のある主張を書き込んでいた人たちが何人もいました。

そうした人たちが怯《ひる》まずに発信することで、医学のメインストリームで「正しい」といわれていることが、実はおかしいんじゃないかと気づく人が増えたと思います。また、医師のなかに学問的にも人格的にも優れた人がいる一方で、そうでもない人もたくさんいることがわかりました。それについて、お二人はどうですか。


**影響力が大きいのはツイッターよりユーチューブ**

**ダディ**　それは思いますね。ツイッターはさまざまな情報が飛び交うので、非常に参考になるツールだと思います。ただ、何でもありの世界であり、そこでの情報はあまりに玉石混交なので注意は必要だと感じてきました。

**鳥集**　僕らも、あとで間違いだとわかることをうっかり信じて、ツイートしてしまうことがありますからね。

**藤江**　気をつけないと。

**ダディ**　そうです。でも、言論統制されることに比べると絶対そっちのほうがいいですし、玉石混交の投稿のなかから的確なものを掴み取る力を我々は身につけなくてはいけません。そのためにも、にわかに信じがたい情報があったときにはすぐに飛びつかず、しばらく様子を見ることが大事だと思います。真実性が高まってきてからこちらも発信する。そのような慎重な態度が求められます。

それから、どちらが世間の空気をつくっているかといえば、やっぱりツイッターよりユーチューブのほうが影響力は大きいと思うんです。なので、ツイッターでフォロワー数の多いインフルエンサーの人たちがユーチューブにも出てきてくれると、もっと情報が広がるだろうなと思っています。

**鳥集**　そうですね。文字よりも動画のほうが情報は受け入れやすく、広がりやすいのかもしれません。藤江さんはユーチューブが主戦場だと思うのですが、ツイッターも情報発信や情報収集のツールとして活用していますよね。

## 玉石混交の情報をどう見分けるか

**藤江**　活用しています。ツイッターで軽くつぶやいて反応があったことをユーチューブでもっと掘り下げるということをよくやっています。それから、ダディさんのおっしゃるとおり、ツイッターの投稿は玉石混交なので、情報の取捨選択の勉強になります。そもそも情報というものは、そういう感覚で見たほうがいいと思うんです。いろんな情報を頭から信じてはいけないし、だからといって絶対に間違っていると決めつけてもいけない。いろんな可能性を考えたうえで、自分はどの情報を取り入れて、それを前提にどう主張していくのか。その訓練の場だと考えたほうがいいと思います。

**鳥集**　たとえばツイッターだと、ワクチンにマイクロチップが入っていて5G通信で情報管理されるとか、接種者は磁石がくっつく、ワクチンに寄生虫が混じっている、シェディングがあるといった、にわかには信じることができない情報が流れてくることがあります（シェディング＝接種者からワクチン由来の成分が飛んで、独特の匂いがしたり、それを浴びた人の体調が悪くなったりするとされる現象）。

それから、世界の支配層が農業や畜産業を潰し、意図的に食料危機を起こしていて、今後、庶民はコオロギなどの昆虫や人工肉を食べさせられるといった情報も流れてきます。味方と思っている人が実は敵なんだと囁《ささや》かれることもあったりして、どれが本当でどれがウソなのかわからなくなる。

そうした、いわゆる「陰謀論」と呼ばれるような情報も、ツイッターではある意味野放図に流れてきますが、これについてお二人はどう考えていますか。

## 「陰謀論」と「ギャンブル依存症」

**ダディ**　僕はツイッターの情報はほとんど疑いから入りますが、ユーチューブでの情報発信者としては、「正しい／正しくない」「真実／真実ではない」という基準ではなく、「一般の人が聞いてどう思うか」「一般の人に受け入れられるか」という基準で、発信する情報を取捨選択しています。

たとえば5Gのことをユーチューブでいきなり言っても、一般の人が受け入れられるでしょうか。「あ、ダディ、なんかとんでもないこと言い出した」と思われてしまったら、もう聞く耳を持ってもらえません。自分の親や普通にそのあたりを歩いている人が聞いたら、「は〜?」って呆れられるだろう情報は基本的にはスルーしています。

**鳥集**　もしマイクロチップが入っているという話が本当だったら、あるいは信じるしかないような状況証拠が積み重なってきたらどうですか。

**ダディ**　仮にそれが本当だという確信が持てたとしても、世の中が受け入れづらい状況だったら、発信するかどうかは慎重に考えると思います。実は僕は、パチンコ中毒になったことがあって、ギャンブル依存症から脱却した経験やノウハウを書いた本を出版したことがあります。そこでも伝えた話をさせてもらいますね。たとえば「うつ病」という診断書を会社に持っていって、「うつ病なので仕事を休みます」と言ったら会社は認めると思いますか。

**鳥集**　認めるでしょうね。

**ダディ**　そうですよね。「病気休職」という形で長期休暇を認めてもらうことだってできます。でも「ギャンブル依存症」と言ったらどうでしょうか。ギャンブル依存症は「ギャンブル障害」と言って、アメリカの診断基準にもある立派な精神疾患なんですよ。

**鳥集**　「ギャンブル好きが休む理由になるか！　借金返すためにも働け！」と、叱責するかもしれません。

**ダディ**　ですよね。会社はもちろん、同僚や上司だって誰も認めないでしょう。つまり、「ギャンブル障害」というれっきとした医学的に認められた精神疾患でも、社会が受け入れなければ通用しないということなんです。だから僕はユーチューブでの発信においても、「今の社会で受け入れられるか?」「一般の多くの方々が聞いて納得できるか?」といったことを基準にしているのです。

**鳥集**　逆に言うと、別に社会に受け入れられなくても、言いたいことを言いたいという人は、勝手にそういう情報を流したらいいのかもしれません。

**ダディ**　そうです。それはそれで別に全然いいと思います。

**鳥集**　ただそれが、世の中に信じるに足る情報として受け入れられて、影響力を持てるかどうかは別の問題だということですね。

**ダディ**　僕はそう思っています。

## すぐに「断定」する人は疑ったほうがいい

**鳥集**　そうした、いわゆる「陰謀論」と呼ばれる情報について、藤江さんはどう考えていますか。

**藤江**　僕は、ダディさんとある意味同じで、ある意味逆と言えるかもしれません。僕はどんな情報も否定しないで見るんです。「こんなことは絶対ない」「これは信じられない」とは言わないし、そう考えないように気をつけています。その可能性は0・00何パーセントかもしれないけれど、もしかするとあるかもしれない。頭からないと断言して公に発言してしまうと、今度はその可能性を否定するための情報ばかり調べるようになってしまうと思うんです。すると、発信する情報も偏ってしまう。だから、「もしかしたらそういう可能性もあるかもしれない」という前提で、流れてくる情報を見ています。

**ダディ**　そこはまったく同じです。僕も可能性はあると思って見るけれど、一般の人に受け入れられないだろうということは、あえて発信しないというだけのことなんです。

**鳥集**　ということは、「ワクチンにマイクロチップなんて入ってない」「シェディングなんかあるわけない」「食糧危機をわざと起こすなんてあり得ない」と、そんなふうに断言してしまうのも間違っているということですね。

**藤江**　むしろ「そんなのあり得ない」と、すぐ断言してしまう発信者のほうを疑います。

**ダディ**　その感覚は僕も同じです。僕なんかシェディングはあるんじゃないかと思っているほうですし。

**鳥集**　講演で陰謀論と呼ばれるような話について質問されたときに、僕がどんな答えを返しているかというと、ジャーナリストなのでウラが取れない情報については、安易に発信しないようにしていると話しています。指摘されている疑惑が本当かどうか「裏付けを取る」のがジャーナリストの仕事ですし、公のメディアで確からしくない、真実性のない情報を流してしまうと、相手がいる場合は名誉棄損で訴えられるリスクもあります。

それに、あえて陰謀論的なことに触れなくても、政府が出している公の統計、たとえば厚労省の副反応疑い報告や人口動態統計を見るだけでも、コロナの感染対策やワクチンに問題があるのではないかと指摘することができます。医学部の教授たちや専門家と呼ばれる人たちが、製薬会社から多大な経済的支援を受けていることも事実です。それによって、医学研究が歪められているのではないかと指摘することもできる。ですから、ウラを取ることが困難な陰謀論と呼ばれることにまで、あえて踏み込む必要もないんです。

ただし、一方で権力者の立場になって想像してみたときに、彼らがどう行動するかも考えたほうがいいと話しています。たとえば、マイクロチップの話にしても、専用の装置で瞬時に接種者と非接種者を識別できれば、「あいつはワクチンを打ってないから反逆者だ」と、すぐ特定できるじゃないですか。それによって、非接種者を監視することができるわけです。それだけでなく、その装置によって認証されないと公共機関のゲートを通過できない、買い物できないといった制度をつくれば、容易に人々にワクチン接種を強要できる。ワクチンに不妊になる薬剤を仕込んでおけば、人口のコントロールだって可能です。あからさまに実用化されていないだけで、すでに今の技術でも簡単にできることかもしれませんよね。

**藤江**　不可能とは言えませんよね。

## 「人口削減論」は陰謀論なのか？

**鳥集**　「そこまで想像するのは考えすぎだ」と言われるかもしれませんが、楽観的なケースから最悪のケースまで、さまざまなシナリオを想定して警鐘を鳴らしておくべきだ思うんです。そうすれば、その流れに少しでも抗うことができるかもしれません。また、最悪の事態が起こっても、備えておけば生き延びられるかもしれませんし、起こらなかったとしても「取り越し苦労だったね」で済みます。

ワクチンを使って地球の人口を抑制しようとしているという「人口削減論」だって、最初はそんなことはあるのかなと疑っていましたが、現実に世界有数の接種率である日本の人口は、当初の予測以上のスピードで減り始めている。陰謀論だと頭から否定できないような事態が、実際に起こっているのは確かです。

**ダディ**　全然否定できないですよね。

**鳥集**　そもそも「陰謀論」という言葉自体が大きな問題を孕《はら》んでいることにも注意が必要だと思います。権力者の立場からすると、「そんなことはトンデモの陰謀論だ」と多くの人に思っておいてもらったほうが、彼らにとっては得ですから。

たとえば、飛行機雲をつくりながら飛んでいる飛行機は本当は「ケムトレイル」と呼ばれる有害物質を散布しているんだ、と信じている人たちがいます。本当に有害物質を撒《ま》いているのか、それともただの飛行機雲なのか、僕には真偽を確かめる術がありません。

ただ、本当に何らかの目的で有害物質を撒いているのだとしたら、それを指示してやらせている連中からすると、多くの人が「ケムトレイルなんてあり得ない」と思っていてくれたほうが、目的を達成しやすいわけです。ですから、そういう情報戦のなかで私たちは生きているということも、自覚しておいたほうがいい。

**ダディ**　そういう情報戦は、実際あるでしょう。今回のワクチン接種に関して言うと、超強烈に有効だったのが「反ワクチン」「反ワク」という一括りの言い方です。コロナワクチンには反対でも、他のワクチンには賛成だったり、医療そのものは否定していなかったり、人によって考えはさまざまです。にもかかわらず、「反ワク」というレッテルを貼って、「コロナワクチンに異論を唱える人は頭のおかしい人だ」というイメージを社会に植え付けようとした。先ほどから言われている「陰謀論」という言葉と同じように、それを流布したのはワクチンを打たせたい側の戦略だったんだと思います。

## 「反ワク」は差別用語にされた

**鳥集**　ダディさんは製薬業界にいますから、反ワクという言葉が医療界に大きな影響を与えたこともご存じではないですか。反ワクの医師とか、反ワクの看護師とレッテルを貼られたら医療界では村八分的な扱いを受けてしまう。

**ダディ**　そんな話はしないから、実は正直わからないんです。でも、コロナワクチンのことを率直に話すこと自体が、タブーであるかのような雰囲気がつくり出されていますよね。医療界だけでなく、下手をしたら会社の同僚や友人、親戚とすらも、コロナワクチンの話をすることが憚《はばか》られる。

**藤江**　今もそうですが、コロナワクチンの話をしてはいけないような雰囲気は、確かにあります。

**ダディ**　うちの会社は、ワクチンの会社だけあって、ほとんどの社員がコロナワクチンを打っているんです。だから打ってないとは言いづらい。でも、僕は会社に「3回打った」と報告しています（笑）。

**鳥集**　そうやって言わないと、職場にいられない雰囲気なんですね。

**ダディ**　報告が求められるんです。僕は、接種証明は求められないとわかったうえで、そう報告しています。ウソをついていると言われたらそれまでですが、生きるための知恵というか作戦と割り切っています。得意先の先生によっても態度を変えているんです。ワクチン推進派の先生のところに行くと、「もう打ったよね」と聞かれるので、「もちろん打ちました」と反射的に言ってます。でも、井上先生のコラムのコピーをくれた先生に「打ってないでしょ」と聞かれたら、「もちろん打ってないですよ」と言います。それくらいの柔軟性がないと、生きていけない社会になっているんです。

**鳥集**　そう言わざるを得ないほど、同調圧力がすごいということですね。それに関していうと、先ほどから僕もあえて「ワクチン慎重派」という言葉を使っていますが、これも「反ワクチン」と言われたくないという気持ちがあることは否定できません。ワクチンに疑義を呈するにしても、「私は反ワクチンじゃないですが」といちいち前置きしてから、「このワクチン、やっぱりおかしいですよね」と言う人がいます。でも、本当はいちいちそんなことを言わなくても、「このワクチンはおかしいんだから、このワクチンに関しては反ワクです」と言っていいはずですよね。

**ダディ**　僕も動画の中で、そうした断定的な表現には注意してきました。僕は「打つのをやめましょう」なんて一回も言ってなくて、「様子見が一番いいですよ」とずっと言ってきたんです。幸いと言っていいのか、イスラエル、英国、米国といった諸外国が先行で接種してくれている。日本はこれぐらいの被害状況だし、まだワクチンもわからないところがある、だから、様子見でいいじゃないかと。反対も賛成もしませんと。でも、「信じるか信じないかはあなた次第」みたいな、責任を視聴者に委ねるような言い方しかできなかった。その意味で、「反ワク」とレッテルを貼る推進派の作戦は、大成功だったと言えますよね。

**藤江**　河野太郎氏も、先ほど話した愛知県知事選の応援演説で、「反ワク」という言葉をいろいろ想起させて話していました。「接種会場に行って接種する人の邪魔をする人たちがいる」みたいな感じで。すぐ隣で演説をやっている陣営はそういう人たちではないのに、あたかもそうであるかのように結び付けるんです。「あいつらは反ワクで、過激な人たちだ」と印象づけていく。そこに河野氏の言葉の、よく言えば上手さがあったと思います。

## 反ワクは低学歴で低所得!?

**鳥集**　藤江さんもダディさんも、そして僕もコロナワクチンに関しては反ワクで、推進派からすると過激なことを主張しているように見えるのかもしれません。ですが、僕らはそこまで過激なことは言ってないし、そうした行動もやっていませんよね。そもそも接種会場に入ったことすらありません。ワクチンを打っている医師やマスクをしている人にこちらから絡んで、言いがかりをつけたことすらない。ただ酒場へ行って、飲んで、歌って、笑っているだけです（笑）。

**藤江**　迷惑かけてないつもりですけどね。

**鳥集**　それから、先ほども話に出ましたが、反ワクの人は、学歴が低くて、低所得といった調査結果が報道されたこともありましたよね。

**ダディ**　あった、あった、そういうの。

**鳥集**　お二人とも早稲田ですから、学歴低いですもんね（笑）。

**ダディ**　学歴なんて大学を卒業して何十年も経って、普通に社会で過ごしていると忘れてしまいますが、反ワクは学歴が低いと言われたら、その時だけ言ったろうかな、と思います（笑）。

**鳥集**　「早稲田政経じゃ。ボケ」みたいな（笑）。バカバカしいですよね。

**ダディ**　先ほども言いましたが、「反ワク」という言葉を広め、社会にいちばん影響を与えたのが河野太郎氏だと思います。そうした悪意を煽るレッテル張りをして、国民を分断するようなことを、政治家は絶対にしてはいけません。

**鳥集**　戦争における情報戦と一緒なんです。敵国に「鬼畜」とレッテルを貼って、国民の憎悪を煽り、戦意を高揚する。

**藤江**　コロナワクチン接種者数を見ると、2023年3月15日現在で2回目まで打った人が1億人以上で、3回目までが約8600万人なのに、4回目は約5800万人に留まっている。つまり、3回打ってやめた人が多いんです。でも、もう接種をするつもりはないということも言いづらいみたいです。「反ワク」と思われるのがイヤだからだと聞きました。「あっち側の人と一緒にされたくない」と。そういう心理が起こるということは、「反ワク」という言葉が相当効いている証拠でもありますよね。

**鳥集**　それだけに、「ワクチンを打ってないからといって、おかしな人ではないんだ」というメッセージを、しっかり伝えていきたいですね。

## 「正義の斧」を振り回してはいけない

**ダディ**　逆に、コロナワクチンのネガティブな情報や「ワクチンを打たないで」といった主張に触れたときにも、鵜呑みにしたり言いなりになったりするのではなくて、自分で調べて、自分の頭で考えて、自分の責任で打つかどうかを決めてほしいんです。自分の身内がコロナワクチン接種後に亡くなった人や、ワクチン後遺症で苦しんでいる人のなかには、「なんで打たせたんだ」「なんで打ったんだ」と自分を責めて、苦しんでいる方がいます。そうならないためにも、鵜呑みにせず自分自身でよく調べることが大事だと思うんです。

**藤江**　注意しなくてはいけない点ですね。

**ダディ**　ただし、だからといって、コロナワクチンの健康被害に苦しむ人たちを「ちゃんと調べないからだ」「自業自得だ」と言って責めないでほしいんです。政府、専門家、マスコミがメリットだけでなく、起こり得るリスクに関する情報もちゃんと出していたのなら、そうした意見も百歩譲ってわかります。だけど、これだけ情報が偏ったなかで、政府、専門家、マスコミから「周りのために」と言われたら、打ってしまいますよね。
だからこそ、今苦しんで弱っている人たちに、追い打ちをかけるようなことはしてほしくない。正義感の強い人がやりがちなんですが、ただでさえ痛んでいる傷口を広げて、塩を塗り込むようなことをする必要はありません。

**鳥集**　実際に、コロナワクチン後遺症の方で、ツイッターにそのような書き込みをされて傷ついている人がいます。

**ダディ**　そんなことを言われてしまうと、今苦しんでいる人たちが、声を上げられなくなってしまいます。自分で調べて、自分で考えて、自分で責任を持って打つというのは、100％正しいと思うのですが、その正しさを前面に押し出し過ぎると鋭いナイフのように人を傷つけてしまうことがある。そうならないように注意してほしいというのも、非接種の人たちに伝えたいメッセージのひとつなんです。

**鳥集**　コロナワクチン推進派の人たちは「自分たちは正しいんだ」「お前らは間違っている」と、〝正しさ〟を斧のように振り回してワクチンに慎重な人たちに襲いかかってきました。ワクチン慎重派のなかにも、そのような人がいなかったとは言えない。だからこそ、僕らは同じことをしないほうがいい。

**ダディ**　そうです。政府と専門家とマスコミが三位一体になってリスクに関する情報を統制し、メリットばかりに偏った情報を流布させた結果、多くの人がそれらの情報を信じてコロナワクチンを打ってしまったというのが、今回の構図です。「同意書にサインして打ったんだから、お前の責任だ」と苦しんでいる人に言うのではなくて、ワクチンに不都合な事実を隠して偏った情報を流布した権力者に対して、怒りをぶつけてほしいんです。

**鳥集**　藤江さんはいかがですか。

**藤江**　ダディさんの言うとおりです。一方で、接種をまだ繰り返している方々と非接種者との間の溝は、これからますます広がるのではないかと思っています。僕らが得ていた1年前、2年前の知識に、接種者も追いついたのではないかとついつい勘違いしてしまいますが、実はまったくそんなことはなくて、コロナ禍が始まった頃とあまり変わっていない人が多いんです。テレビの言っていることが変わらないからだと思うのですが、新型コロナは怖いものだ、ワクチンを打ったほうがいいという知識で止まってしまっている。

街頭で人と話したり、政治家や自治体の人と話すと、僕らが知っていて当たり前だと思っていた知識が、まったく通じない場面が多々あったんです。それ以来、相手が「これは知っていて当たり前」と思い込まないように注意して、一から丁寧に説明しなくてはいけないと思うようになりました。これは、そういう人たちを見下しているのではなく、現実としてそうなので、自分自身が気をつけなければいけないと思っていることです。

**ダディ**　僕も、視聴者が自分で考えるきっかけになるような動画を出していると話しましたが、動画を観てくれるような人たちはどんどん知識が深まって、パワーアップしていく。一方、まったく情報に触れない人たちがいて、どんどん格差が開いてしまうという現実もあります。

## 接種を後悔している人たちがいる

**鳥集**　それに関して、もうひとつ思うことがあります。僕らコロナワクチンを打っていない立場からすると、健康上の余計な不安はないんです。新型コロナのことをそれほど恐れていませんし、コロナワクチンを打っていないおかげで、「体に害があるかも」という不安を抱えずに済んでいます。

でも、mRNAワクチンの安全性に疑問を持っている医師や研究者が発信するのは、打った人が不安になるような情報ばかりです。スパイクタンパクが血管を傷つけて血栓をつくる、免疫が落ちて感染しやすくなり帯状疱疹も増えている、自己免疫疾患が増えてくる可能性がある。さらには、心筋炎や心不全で倒れるスポーツ選手がいる、急速に増殖するターボがんが増えている、ワクチンエイズやワクチンヤコブになる人がいるといった話までいわれています。

コロナワクチンを打った人が疑問を持つようになって、そういう情報に触れたとしても、怖くなって見るのをやめてしまうのではないでしょうか。あるいは、反ワクが流す情報はデマばかりとしておいたほうが気持ち的には楽なので、そうしておきたい心理も働くでしょう。

それだけに、非接種の僕たちが接種者に対して、どんなメッセージを伝えるかということも、とても大事だと思うんです。たとえば、宮沢孝幸さん（京都大学医生物学研究所ウイルス共進化分野准教授。『コロナワクチン失敗の本質』『ウイルス学者の絶望』などの著作で、ｍＲＮＡワクチンのリスクについて警鐘を鳴らしてきた）は、講演などでその種の質問されたときに、よくこんな話をしています。「接種を2回でやめた人は、2回でやめましょう。3回で懲りた人はもう3回でやめましょう。何も健康上の問題が起こらなかった人は、よかったと思ってそれで忘れましょう」

それから、兵庫県宝塚市の在宅コロナ患者を一手に引き受け、ワクチン後遺症の治療にも取り組んでいる外科医の児玉慎一郎さん（こだま病院理事長）が講演でよく言っているのが、ワクチン後遺症の患者さんは、少しずつよくなっている人のほうが多いということです。もし心配だったら体にいいことをしていきましょうと。たとえば、栄養の偏りがない食事を心がける、寝不足にならないようにする。そして、たくさん笑って、ストレスをためないようにする。ワクチンに関して不安になるような情報ばかりでなく、前向きなメッセージを伝えていくことも大切だと思うんです。

**ダディ**　そうした配慮はものすごく大事だと思います。児玉慎一郎先生のメッセージは素晴らしいですね。やっぱりお医者さんって、診断を下して治療したり薬を出したりするだけが仕事ではなくて、患者の不安に寄り添って、体と心を少しでも楽にしてあげることが本分ではないのかと思うんです。

**鳥集**　ところが、医師の多くが新型コロナの怖さや不安ばかりを煽ってきた。おかしいですよね。

**ダディ**　とくにコロナワクチン推進派の医師たちは、新型コロナで大人だけでなく子どもも重症化しているとか、このまま対策せず放置したら何十万人も死ぬとか、恐怖と不安を煽ることばかりしてきました。それを反面教師として、僕らも打った人が過度に恐れるような情報の伝え方はしないよう、配慮しないといけません。

**藤江**　逆に、これからは接種した人たちのほうが、非接種者の考えに興味を持ってくれるようになると思うんです。「どうしてリスクがあり得ることを知ったのか」「どうして打たずに済んだのか」「どうして教えてくれなかったのか」って。

一方、非接種の人たちは、フラストレーションがたまっている人も多いと思うんです。講演に来てくださった方々のお話を聞いていると、家族や友人、同僚などにリスクを伝えようとしてきたのに、無視されたり白い目で見られたりして、すごく悔しい思いをしている方がたくさんいます。社会にコロナワクチンの危険性を訴える活動を一生懸命してきた人たちも、面白くない場面にたくさん出会ったと思うんです。ですが、接種者にフラストレーションをぶつけて、接種した人を追い込むようなことはしてはいけない。心を広く持たねばと、僕自身も気をつけようと自分を戒めているところです。

## みんなちがって、みんないい

**鳥集**　藤江さんは地元の勝浦に学校をつくろうと奔走していますよね。このコロナ騒ぎを踏まえて、どういう学校をつくって、どういうことを子どもたちに伝えたいと考えているんですか。

**藤江**　コロナ前から思っていたことなんですが、日本人には「みんなと一緒がいい」

という価値観が強烈にあると感じています。それが、この日本の独特なコロナ騒ぎの有様にもつながっていると思うんです。たとえばマスクにしたって、「みんながしているから外さないでおこう」「みんなが外してから自分も外そう」という考えに囚われている人が多いですよね。でも、一人ひとり違う個性を持っていますし、考え方も違うんだから、自分の判断で決めればいいじゃないですか。

そのためにも、子どもたちにはまず「自分の個性とは何か」を知ってもらいたいんです。それに加えて、国語、算数、理科、社会、英語といった教科以外に、この世の中で何が起こっているかを知るための勉強もしてもらいたい。そうした勉強を通じて、この社会にはどのような問題があって、それをよくするためには自分の個性をどう生かしたらいいのか、この時代に生まれた一度きりの命をどう使うのかを考えてもらいたい。そういう学びを子どもたちに提供したいと思っているんです。

あと、自分で自分の個性を認めることができるからこそ、他者の個性も尊重できるのだと僕は思っています。「自分の考えだけが正しくて、あなたの言っていることはおかしい」ではなく、「僕はこういう考えだけど、なるほど、あなたはこういう考えなんですね」と尊重する。お互い考えが違ってもいいんだと認め合うことが、今の日本では全然できていないと思うんです。

**鳥集**　「みんなちがって、みんないい」。まさに、金子みすゞの詩ですね（1903〈明治36〉年～1930〈昭和5〉年。大正末期から昭和初期に活躍した童謡詩人。26歳で自死するまでにおよそ500篇の詩を残した。自然や生き物に対する慈愛に満ちた優しい詩の世界に、現代でもファンが多い）。

**藤江**　そうなんです。人それぞれ意見が違って当たり前なのに、今は議論すらしてはいけないような雰囲気が日本にはあると感じています。

## コロナ騒動が炙り出したもの

**鳥集**　そのように違いを認め合うことが、医学教育のなかにも欠けているように感じます。医療の世界で言うと、「標準治療」のことが思い出されます。標準治療というのは、現時点で最も安全で有効だと判断されるエビデンスに基づき、進め方が決められた治療のことを言うのですが、大学病院やがんセンター、基幹病院などでは標準治療を行うのが原則となっています。ところが、がん患者さんのなかには「抗がん剤はしたくない」「別の治療法を試したい」という人がいます。そういう場合に、「ならば、うちでは治療できないから、診ることができません」「他所《よそ》に行ってくださいなどと医師から言われて、突き放されてしまうという訴えが結構多いんです。

もちろん、EBM（科学的根拠に基づく医療）のなかでは、標準治療が最善の治療ということになっていますから、それを基準に治療を選択するほうが、延命を目的とするという意味ではいいのかもしれません。ですが、自分に当てはまる標準治療の中身を知ったうえで、それでも人生が短くなっていいから手術は受けたくない、抗がん剤で苦しみたくないという究極の選択があっていいじゃないですか。しかし、それを許さない雰囲気が医療界にはあります。

今回のコロナ騒ぎでも「周りのためにマスクをつけてワクチンを打つべきだ」「拒否する奴は公衆衛生の敵だ」といったことを、平気でツイートする医師がたくさんいました。ものすごく怖いウイルスで、かつマスクやワクチンに絶大な効果があるなら別ですよ。でも、マスクしてもワクチンを打っても新型コロナは収束しませんでした。にもかかわらず、それぞれの個性や考えを尊重せず、すべての人に一律に同じことを押し付けることに疑問を抱かない医師があまりにも多すぎる。だからこそ、藤江さんのおっしゃるとおり、それぞれの個性や考え方を尊重する教育、そして間違ったら「ごめんなさい」と素直に言える人を育てる教育をしてほしいです。

**ダディ** さらに言えば、社会をさまざまな角度から見ることのできる人を育ててほしいです。同じ事柄でも、どこから見るかによって、とらえ方や生き方が全然変わってくる。たとえば、このコロナひとつとっても、経済的に苦しくなった人、ワクチンで病気になった人、家族の関係が悪くなった人など、さまざまなマイナス面がありますす。先ほど鳥集さんが言ったように、医療についてもすごく悪い面が目立ちました。

しかし、逆方向から見ると、同じ医師でもいろんな人がいるんだと気づかされました。コロナのことばかりではなく、人々の生活や人生、価値観をちゃんと尊重できる、心あるお医者さんもたくさんいると気づかされました。非接種者の仲間のなかにもいい人がたくさんいる。こんな社会になってしまったからこそ、そのような人と出会うことができたというい面もあった。

**鳥集**　たしかに、いいことがありました。「本当に信頼できる人と出会えた」という人も多いでしょう。

**ダディ**　どのように見えるのかは、自分のとらえ方ひとつだと思うんです。もしかするとこの先、もっと暗い世の中というか、ネガティブな社会になるかもしれない。でも、いい面というか、プラスの面に目を向けて、明るく乗り切っていきたいと僕自身は考えています。この本の読者の方々にも、そう考えてほしいと願っています。

たとえば、厚生労働省のことも悪く思いがちですが、実は隠れて闘っている人がいるかもしれない。先ほどの「反ワク」という言葉ではないですが、僕たちだってどうしても物事を一括りにして見てしまう。でも、表には見えないけれど、そういう人がいるんじゃないか。そう信じたいと思いますし、そうした人が出てきたら、ぜひ応援したいと思います。

**藤江**　そうですよね。コロナ禍であったいい面として、ダディさんや鳥集さんもそうなんですが、同じ想いを持つ人たちと仲間になることができた。僕的には、コロナやワクチンがくれたボーナスだと思っているんです。僕も講演で全国を回らせてもらうなかで、同じ価値観を共有できる人たちとたくさん出会うことができました。この本を読んでくださる方々も、たぶん新しい出会いがあったと思うんです。ですから、どんどん新しい出会いを広げていきましょうと言いたいですね。

## 絶対に子どもにリスクを背負わせてはいけない

**鳥集**　僕は医療ジャーナリストとして、何人もお医者さんの知り合いがいますが、これまでいいことを言っていると思っていたのに、がっかりさせられた医師が何人もいました。とくにＥＢＭの専門家といわれる人たちが、このコロナ騒ぎやコロナワクチンに異議申し立てしなかったことに、とても落胆しています。ＥＢＭには、論文を批判的に吟味するという重要なプロセスがあります。今回のワクチンについても、本当に安全で有効と言えるのか疑問に思うことがいっぱいあったのに、ＥＢＭの専門家とされる人たちが真正面から批判せず、あっさりと受け入れてしまった。

一方で、本気で世の中のことを考えている人は誰か、本当に子どものことを考えている人は誰か、本当に医療界を変えようとしている人は誰かということが、すごくよくわかりました。普段は冗談ばっかり言っているけど、おかしなことをおかしいと怯まずに言える、気骨ある医師たちにも出会うことができた。

**ダディ**　誰が信頼に足る人なのか、このコロナでびっくりするくらい、浮き彫りになりましたよね。それから、やはり子どもは別次元の扱いをするべきだと思うんです。とくにワクチン接種については、大人は最終的に個人の判断に任せるしかありませんが、子どもはそういうわけにはいきません。

**鳥集**　本当に国のことを思っているんだったら、徹底的に子どもを守らなければいけませんよね。もちろん高齢者の命も大事ですが、自分が年を取った時に「俺は死んでもいいから、未来ある子どもたちだけは守ってくれ」と言えるのが、大人なんじゃないかと僕は思うんです。お年寄りを感染から守るためという名目で、子どもたちに害があるかもしれないマスクをさせ、ワクチンまで打たせる。子どもに平気でリスクを負わせるなんて、とんでもない国です。

**藤江**　子どものマスクやワクチンの問題で活動している人たちは、やっぱりお母さん方が多いですよね。お子さんの幸せを、一番に願っているからでしょう。今回のことで今まで政治に関心のなかった方が、政治の重要性を痛感し、何かできることはないかと行動を始めた人も多いと思います。新型コロナやコロナワクチンの問題は感染症自体の問題ではなく、人がつくったシステム、すなわち政治の問題ですので、多くの方に政治参画してもらいたいと願っています。

**鳥集**　いいですね。ただ、マスクやワクチンに反対する人は少数派だから、どこまで政治に期待できるでしょうか。

**藤江**　でも、2022年7月の参議院選挙での公明党の得票数は、約618万票だったんです。これは国民のおよそ5％に過ぎません。その党が自民党を動かすくらいの力を持っているんです。非接種者は国民の約2割で少数派といわれますが、まとめるのが大変だとしても、決して少数ではありません。

**鳥集**　バラバラでいると孤独を感じるかもしれませんが、志を同じくする人たちがつながれば、世の中を動かすこともできるということですね。みなさんも希望を捨てずに、前を向いて進んでいきましょう。

# あとがき

藤江成光

この本のために行った鼎談のあとも、データの取得、分析、発信、そして講演活動を続ける日々。この場をお借りして最近の出来事のなかで、とても印象的だった「北九州市大虐殺」について綴《つづ》りたいと思います。

厚生労働省が月ごとの全国の死亡数（全死因）を公表するのは、当該月から約2カ月後。新型コロナでは説明できない「日本人の謎の大量死」が現在進行形で起きているなか、それを待っていては情報が遅い。そこで、厚労省に先駆けて発表される地方自治体の死亡数を把握し、それをもとに全国の死亡数を予測し、いち早く情報発信し注意喚起することを昨年（２０２２年）より続けてきました。

２０２３年2月10日、福岡県北九州市が同年1月の死亡数を公表しました。例年に比べあまりにも多い、「超異常」な数字に愕然としました。不謹慎であり、批判が起こることを承知のうえで「北九州市大虐殺」とタイトルを付けユーチューブで動画を公開しました。まったく対応をしない行政・政治家に対しての怒りを込めて使った言葉が「大虐殺」（原因はどうあれ、これは何も対策をしない「人」が起こしたものだ！）でした。

この事実を地元の北九州市の人に伝えなければと、気づけば飛行機の時間を調べていました。「北九州市がヤバいので近々、北九州市に行ってきます。早ければ今晩」と妻にメッセージを送るとすぐに、「気をつけてね」とスタンプの返信。妻の了承完了。私の活動を理解し、いつも温かく支えてくれる妻には感謝の言葉しかありません。

2月12日深夜、北九州入り。出先で思いついた無計画で突発的な行動だったため、着替えもなければ、何をするのかも未定。ホテルで「北九州市の死者数の推移グラフ」と「北九州市民　謎の大量死」と大きく文字を入れたビラを自分でデザインし、コンビニのコピー機で100枚プリントしました。

「よし、明日これを配ろう」

2月13日朝6時過ぎ、小倉駅近くでビラの配布を開始。数十分すると「手伝いに来ました」と一人の男性が。私はユーチューブで北九州市に行くと発信をしていたので、それを見て応援に来てくれたとのこと。開始早々の感動。すぐ動画を削除してくるのはムカつくけど、今回はありがとうユーチューブ。

結局、翌日2月14日の夕方まで、丸2日間にわたって行ったビラ配り。なんと約30人の方が手伝ってくださいました。福岡県外（大分県や山口県など）から来てくださった方、急遽会社を休んで来てくださった方。さらに私の地元千葉県から、この活動の同志である酒井さんも。いや〜、困ったものです。これでは肝心の私がビラ配りをできないではありませんか。だって、ビラを配るみなさんの姿が、ありがたくて、眩しくて、目頭が熱くなって……。

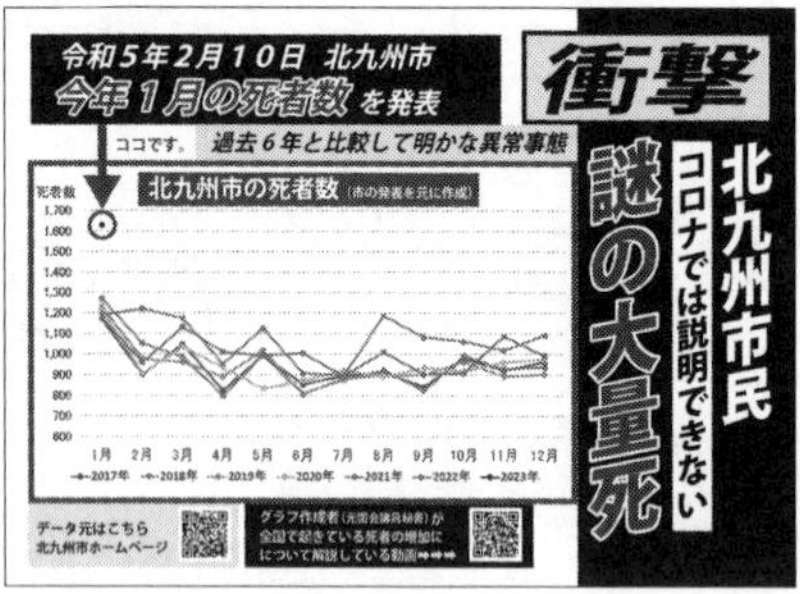

藤江氏が作成し、北九州市で配布したビラ

　さらに、ビラを配る時間はないけれど、「ビラの印刷代にしてください」と資金援助や軽食などの差し入れをくださる方、会社の昼休みに励ましに来てくださった方。ネット経由の資金援助なども。刷ったビラの総数は4420枚（予防接種健康被害救済制度でコロナワクチンでの死亡が認定されると支給される額4420万円に合わせた枚数）になりました。

ビラ配りをしてわかったことは、北九州市民でこの驚愕の死亡数を知っている人は（私の発信を見ている人を除いて）一人もいなかったということです。

また、ビラを受け取ってくれた北九州市民の方と路上で話をする機会も多く得られ、もしかしたら風向きが変わりつつあるのでは、と思えることがありました。ビラに死亡増加の原因は書いていないのですが、3〜4割くらいの方が、「ワクチン？」とおっしゃったのです。そのように答えた方の話を聞くと、接種後に亡くなった知り合いがいたり、身近に体調を崩され方がいたりするのです。普段、口には出さないけれど、潜在的にコロナワクチンのリスクを認識している方はもう相当数いらっしゃるのではないでしょうか。

地元・千葉に帰り数日後、北九州市で一緒にビラを配ってくださった方から動画が届きました。それは、あの「北九州市民　謎の大量死」のビラ配りが有志によって続けられている映像でした（涙）。

この本の原稿が完成に近づきつつある3月中旬、6歳の長男が卒園式を迎えました。その日の午後、次男も連れて家族四人で久しぶりに映画に！　もちろん観るのは子どもたちが観たい映画。ということで『映画ドラえもん　のび太と空の理想郷（ユートピア）』を鑑賞してきました。

「こ、これは……」——あまりの感動と衝撃で映画を観終わった僕は、しばらく呆然としました。コロナワクチンについては多くの日本人がまるで催眠術をかけられているようだ、とユーチューブでたびたび発信してきましたし、この本でも触れさせていただきました。なんと、このドラえもんの映画では、そのすべてのカラクリとそれを打ち破るヒントが伝わってくる内容だったのです。今の日本人にとって最も大切な心とは何か——そんなことを問われた気がしました。

日本の子どもたちはもちろん、ぜひ大人のみなさんにもご覧になって頂きたい！ネタバレにならないよう、あるワンシーンにだけ少し触れさせてください。

いつものメンバー（ドラえもん、のび太、しずかちゃん、スネ夫、ジャイアン）みんなで一緒にご飯を食べている場面。なんとのび太がスネ夫とジャイアンのおかずを本人たちの目の前で横取りしてしまいます。この後、のび太はどうなってしまうと思いますか？　いつもなら、スネ夫には「のび太のくせにふざけんじゃねーよ！」と悪態をつかれ、ジャイアンには「の〜び〜太〜〜〜」という咆哮とともに、ボコボコにされそうですよね（笑）。

ところが、スネ夫もジャイアンも怒らないのです。それどころか、「足りないんだったら僕の分をあげるよ」と言って、さらに自分たちのおかずを差し出すではありませんか……。そんなスネ夫とジャイアンの様子に、のび太は違和感を覚えます。スネ夫もジャイアンも優しいと言えば、優しいのです。でも、スネ夫がスネ夫らしくない、ジャイアンがジャイアンらしくない、言ってみれば「つくられた優しさ」のような気持ち悪さをのび太は敏感に感じ取ります。「つくられた優しさ」――ここで僕の中で、とある言葉が急に浮かんできました。それは……。

思いやりワクチン――。この言葉です。

僕がこのコロナワクチン騒動のなかで出会った最も嫌いな言葉です。僕らの「思いやり」って、果たしてこんなことだったのでしょうか？　我々「日本人の思いやり」とは、誰もが同じ行為をただこなす、そんな機械的なものだったのでしょうか？　この「思いやりワクチン」という言葉こそ「つくられた優しさ」であり、まやかしではありませんか。のび太がどこか変だと感じた、まるで人間味のない気持ち悪い優しさであり、「思いやりワクチン」という言葉に自分がなぜこんなにも嫌悪感を抱くのか、明確になりました。

ではなぜスネ夫やジャイアンは自分らしさを失い、不自然に優しくなってしまったのでしょうか……仕掛けられた罠でもあるのか？　理想的な社会とは？　本当の思いやりとは？　それらの謎が描かれるこの映画と今の現実社会が重なって見える時、より深い衝撃が待っているのかもしれません。

2023年春、この日本ではまだまだコロナ騒動が終わりそうにありません。いちばん気がかりなのは、日本の子どもたちのことです。僕だけでなく鳥集さんや藤江さん、そして読者のみなさんも同じ想いかもしれませんね。そんななか、『映画ドラえもんのび太と空の理想郷（ユートピア）』が上映されるのは、果たして偶然なのでしょうか。

どこかおかしくなっている日本社会を取り戻すため、そして日本の子どもたちの心を守るため、この映画の制作陣、とくに脚本を担当された方はご自分のいる場所で精一杯戦っているんだ、と感じました。

僕も僕なりの戦いとして自分のできることをやっていこうと思います。自分の場合は家族との日常を守ること、そしてユーチューブの発信を続けていくことでしょうか。読者のみなさんも自分の居場所で「自分らしい戦い」を展開していってもらいたいなと思っています。きっと知らない所で多くの日本人が自分らしく戦っている、そんな人が少しずつ増えている。家族と何気なく観に行った『映画ドラえもん』を観て、そんな想いに至りました。僕は日本の未来は明るいと信じています。

幼稚園を卒園した日にこの映画を観た長男は、どんな小学生になるのかな？　のび太みたいに「らしさ全開」でいてくれてほしいな、と父ちゃんはここに書き記しておくことにします。

宝島社新書

世界を欺いたコロナワクチン
（せかいをあざむいたころなわくちん）

2023年4月24日　第1刷発行

著　者　鳥集 徹　藤江成光
闇のダディ

発行人　蓮見清一

発行所　株式会社　宝島社
〒102-8388 東京都千代田区一番町25番地
電話：営業　03(3234)4621
　　　編集　03(3239)0646
https://tkj.jp

印刷・製本：中央精版印刷株式会社


ISBN 978-4-299-04117-3